Manfred Hofmann

Wo fehlt's uns denn?

Dein Körper in gesunden und kranken Tagen

Eichborn.

Die Deutsche Bibliothek – CIP-Einheitsaufnahme

Hofmann, Manfred:
Wo fehlt's uns denn? Dein Körper in gesunden und
kranken Tagen / Manfred Hofmann. - Frankfurt am Main :
Eichborn, 1994
ISBN 3-8218-3321-1

Umschlaggestaltung: Rüdiger Morgenweck
Lektorat: Imke Rötger
Satz: Manfred Hauf, Frankfurt am Main
Druck und Bindung: Fuldaer Verlagsanstalt, Fulda
ISBN 3-8218-3321-1
Verlagsverzeichnis schickt gern: Eichborn Verlag, Kaiserstr. 66, D-60329 Frankfurt

Inhalt

ZUR EINFÜHRUNG

Vor ein paar hundert Jahren war die medizinische Welt noch in Ordnung. Da kam der Patient mit einer handfesten Beulenpest zum Arzt oder mit einem ordentlichen Veitstanz, der Doktor konnte nach Herzenslust diagnostizieren, therapieren und abkassieren, und der Kranke durfte in dem Bewußtsein das Zeitliche segnen, ein nützlicher Patient gewesen zu sein. Da gab es klare Verhältnisse!

Heute dagegen traut man sich mit seinen diffusen Beschwerden kaum in die technikbestückte Praxis. Hat man überhaupt ein vernünftiges Krankheitsbild vorzuweisen? Stört es den Arzt womöglich beim Diagnostizieren? Ja, ist man denn so krank, wie man sich fühlt? Der Fortschritt der Medizin hat es mit sich gebracht, daß man als Patient total verunsichert und eingeschüchtert ist und voller Minderwertigkeitskomplexe steckt, weil man möglicherweise an einer völlig indiskutablen Krankheit leidet.

Hier tut Aufklärung not! Und das ist der Zweck dieses Büchleins. Denn nur ein informierter Patient ist ein kranker Patient, und es nützt nichts, malade zu sein, wenn man nicht weiß, wozu das gut sein soll.

Nun gab es in der Vergangenheit eine Reihe von Nachschlagewerken für den Do-it-yourself-Kranken, doch konnten die wenigsten die hohen Erwartungen erfüllen. Derlei soll uns mit diesem Büchlein natürlich nicht passieren, und deshalb sind ein paar Gedanken zum Konzept des Werkes angebracht. Generell böte sich offensichtlich eine Einteilung nach dem Alphabet an, insbesondere weil bei der geplanten großzügigen Edition vorgesehen ist, daß mit Buchstaben nicht gespart werden soll. Doch leider zeigen unerfreuliche Beispiele wie die Enzyclopaedia Britannica, daß ein übertriebenes Klammern an eine alphabetische Gliederung die Kontinuität und damit den Genuß des Lesens erheblich stören kann.

Eine isolierte Betrachtung der einzelnen Organe, Krankheiten

und Diagnosen verbietet sich von selbst, da nur die wenigsten unserer Leser ein pathologisches Institut zur Hand haben und überdies diese Betrachtungsweise die Vereinsamung unserer Körperteile fördert, was letztendlich zu Erscheinungen wie der Wanderniere oder den Verlorenen Eiern führt.
Wir wollen daher den Menschen in den Mittelpunkt stellen, besser gesagt zwei Menschen: den Gesunden und den Kranken. Am Gesunden soll erläutert werden, wie alles läuft, wenn's läuft, und am Kranken, wie alles schiefgehen kann. Nun sind diese beiden ja schwer unter einen Hut zu bringen. Um ein allfälliges Kuddelmuddel zu vermeiden, werden wir uns daher streng an das naturgegebene Rauf-und-Runter halten: zuerst ist der gesunde Mensch dran, vom Fuß bis zum Kopf, dort wird gewendet, und dann geht es am Kranken runter, bis wir schließlich bei dessen Füßen (wahrscheinlich Senk-Spreiz-Knick-Latschen!) landen.
Obwohl wir eine Fülle medizinischer Informationen präsentieren werden, wollen wir uns in der Darstellung von der allgemeinen Begriffsstutzigkeit des Normallesers leiten lassen und den Sachverhalt in leichtfaßlicher Weise darstellen. Das soll aber nicht ausschließen, daß wir in wesentlichen Punkten dennoch in die Tiefe gehen werden, ja, in einigen Fällen, wo wir es für nötig halten, sogar Originaldarstellungen zitieren. Auch wird der Leser gelegentlich um Abstoßendes nicht herumkommen – die Medizin ist nun mal eine unappetitliche Sache.
Vor einem werden wir uns aber hüten: vor jeglicher Besserwisserei, denn der Hypothetische Eid ist unser aller imperative Kategorie:

Jeder Arzt weiß oft ganz gut,
was dem Kranken wehe tut.
Ein richtiger Professer
weiß es jedoch noch besser.
Einzig die Leichenbeschauer
sind noch ein Quäntchen schlauer.

Für den visuell orientierten Leser: unsere ungefähre Marschroute

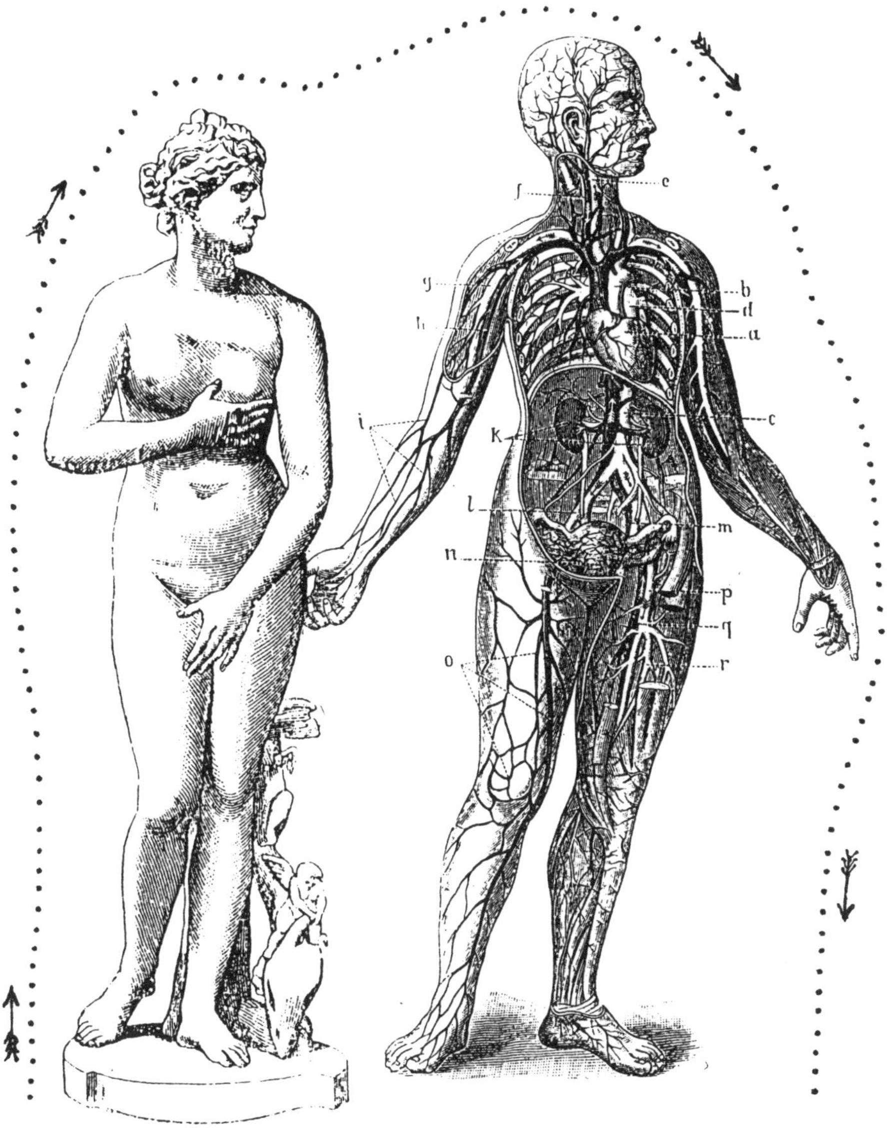

VOM GROSSEN ZEH ZUM KLEINEN BECKEN

»Wenn es die Füße nicht gäbe«, sagte der große Virchow einmal, »hätte man sie erfinden müssen«. Und er hatte recht. Schon dem Laien leuchtet der Nutzen dieser Wurmfortsätze unserer Beine ohne weiteres ein: hätten wir sie nicht, würden wir alle eine Handbreit über dem Boden schweben, Adidas wäre längst gänzlich pleite, und Bremsen, Kuppeln oder Gasgeben wäre schlechterdings unmöglich. Der Mediziner weiß zudem, daß ohne sie das Großzehengelenk noch immer seiner Entdeckung harren würde und die Fußnägel in der Luft hingen. Auf die radikale Eindämmung der Volksseuche »Schweißfuß« hingegen braucht hier gar nicht näher eingegangen zu werden.

Allgemein bekannt dürfte heutzutage sein, daß der Mensch gemeinhin zwei Füße hat. Das ist im Hinblick auf das Tretrollern ungeheuer praktisch, weil man sonst dauernd auf die Schnauze fallen würde. Die Beschränkung auf einen Fuß allerdings würde die Volksseuche »Schweißfuß« drastisch auf die Hälfte reduzieren, ein Gesichtspunkt, unter dem sich die Natur ein mangelndes Hygienebewußtsein vorwerfen lassen muß.

Ein normaler unscheinbarer mitteleuropäischer Fuß besteht aus sage und schreibe 26 Fußknöchelchen, die auf das Kunstvollste in die an dieser Stelle recht enge Hauthülle gestopft sind, so daß alle Platz haben (Hühneraugen und Hammerzehen kriegen wir später). Sie arbeiten beim Stehen und Gehen präzise zusammen und ermöglichen uns beispielsweise das geschickte Fußballspielen oder das exakte Ameisentottreten. Warum aber 52 Knochen, fast ein Viertel des gesamten Knochenkontingents, das dem Menschen zur Verfügung steht, gerade in beiden Füßen versammelt sind, darüber kann man nur Vermutungen anstellen. Man kann's aber auch bleiben lassen.

Der den Füßen am nächsten gelegene Körperteil von einiger Auffälligkeit ist das Bein. Wie diese pflegt es paarweise aufzutreten, und wir wollen hier darauf verzichten, jedes Bein einzeln zu

besprechen. Bevor wir uns der Frage zuwenden, wozu die Beine eigentlich gut sind, müssen wir klären, wozu sie schlecht sind: zum Übereinanderschlagen, weil uns dabei durch das Abklemmen der Schlagader das Blut in den Kopf schießen kann; zum Baumelnlassen, weil es dann wieder zurückschießt; zum Hochlegen, weil es dann gar nicht mehr weiß, wo es hinsoll und völlig konfus wird. Und zum Laufen.
Doch, auch zum Laufen. Denn zur Fortbewegung würde sich ein Rad wesentlich besser eignen. Es wäre schneller, leiser und würde nicht so oft stolpern. Leider hat es die Evolution trotz der langen Zeit nicht geschafft, das Rad zu erfinden. Da sollte sie sich mal ein Beispiel am Menschen nehmen.
Von der Notwendigkeit der Beine ist man jedoch sofort überzeugt, wenn man sich vorstellt, daß die Füße direkt am Hintern angebracht wären. Wir würden einen absolut lächerlichen Anblick bieten. Auf einen anderen Punkt hat schon der große Kirchenlehrer Augustinus hingewiesen: »Du fragst, warum der Herr uns Beine gegeben hat? So wisse denn, daß der Herr uns geben kann, was er will in seinem unergründlichen Ratschluß, denn siehe, der Herr gibt seine Gaben und nimmt seine Namen, und wir wollen den Herrn preisen auf den Knien, die er uns mit den Beinen gegeben hat.

Die brennende Frage: Was passiert eigentlich, wenn man 100 000 Volt anfaßt?

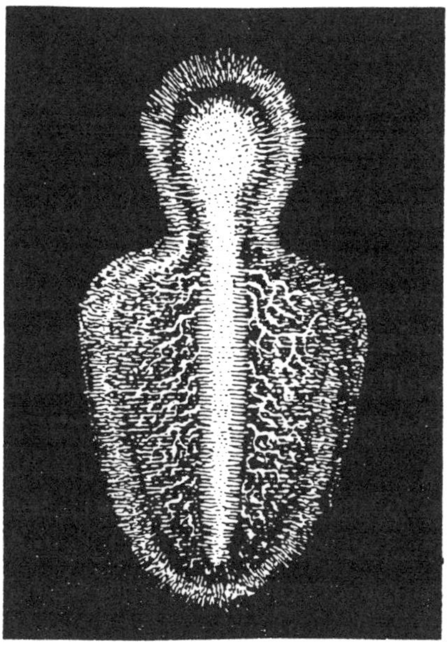

DAS!

Außerdem würden wir ohne Beine beim Scheißen ziemlich leicht ins Klo fallen.«
Weitgehend unbekannt ist übrigens auch die wichtige Leiterfunktion der Beine: sofern sich ihre Form und Beschaffenheit im Normbereich bewegt, können sie durchaus eine mittlere Trittleiter ersetzen. Andererseits hat schon Benjamin Franklin festgestellt, daß zur Erdung gut funktionierende Beine als Leiter unerläßlich sind, wenn man richtig einen gefunkt kriegen will. Dazu sollte man sie vorher gründlich mit Regenwasser benetzen.
In das menschliche Bein hat die Natur lange Röhrenknochen gesteckt, wobei der Unterschenkel redundant, d.h. auf doppelte Sicherheit ausgelegt ist. Er besteht aus Schien- und Wadenbein und wenn man sich eins von beiden bricht, hält einen das andere noch notdürftig auf den Beinen. Dieses Sicherheitsprinzip ist von der Flugzeugindustrie abgeschaut, und bekanntlich funktioniert es – außer beim Skilaufen – auch immer.
Die Bedeutung und richtige Pflege der dritten wichtigen Komponente des Beines, der Kniescheibe nämlich, soll uns das Referat eines unbekannten Scheibenwischers näherbringen:

☞ Matsch-Scheiben

Wo die Natur den Menschen im oberen Teil geradezu verschwenderisch ausgestattet hat, da hat sie weiter unten gespart, wo sie konnte. So sitzen oben die Augen, die Zähne und der Grind, aber am Fuß findet man nicht mal hier und da ein Ohr. Ganz zu schweigen von den Scheiben: hier 33 Bandscheiben und da gerade mal zwei Kniescheiben.
Es versteht sich von selbst, daß es bei dieser unausgewogenen Verteilung auf jede Kniescheibe ankommt. Ursprünglich als Scheibenbremse beim Auf-die-Schnauze-fallen konzipiert, ist sie in Extremsituationen wie bei spontanen Kniefällen aufgrund überschwappender Religiosität, bei spontanen Fouls auf dem

Fußballfeld oder bei spontanem Stellungswechsel im Liebesspiel Belastungen ausgesetzt, die sich unsereiner kaum vorstellen kann. Daher ist jedem vernunftbegabten Menschen eine gründliche Pflege seiner Kniescheiben dringend anzuraten. Die regelmäßige Reinigung mit einem seifen-, alkohol- und wasserfreien Putzmittel sollte eine Selbstverständlichkeit sein, und im Winter müssen die Scheiben sorgfältig eisfrei gehalten werden.
Scheiben, die im Laufe der Zeit blind geworden sind, behandelt man am besten mit Kamillentee und poliert mit einem weichen Wolllappen nach (sollten einen die drei »l« im Wolllappen stören, kann man auch ein Wolltuch verwenden!). In ernsteren Fällen ist es allerdings besser, schnellstens einen Augenarzt aufzusuchen.
Von Zeit zu Zeit sollte man seine Kniescheiben gewissenhaft auf Abnutzungen oder schadhafte Stellen untersuchen. Dabei reicht es natürlich nicht, sie nur von oben in Augenschein zu nehmen (Abb. 1). Ebenso wichtig ist ein prüfender Blick von unten (Abb. 2). Wenn noch alles in Ordnung ist, ist alles in Ordnung. Sonst nicht.

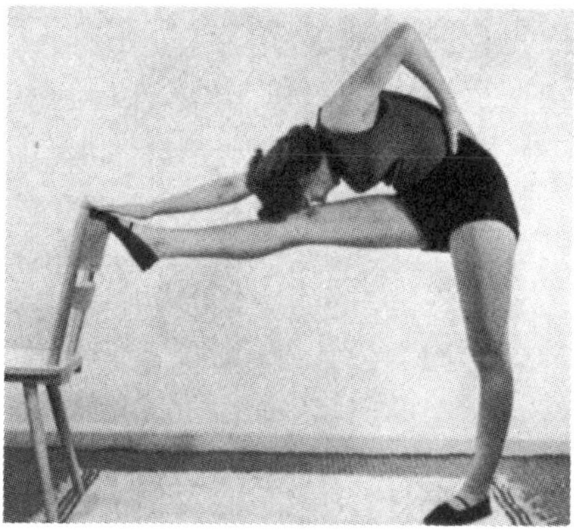

Abb. 1

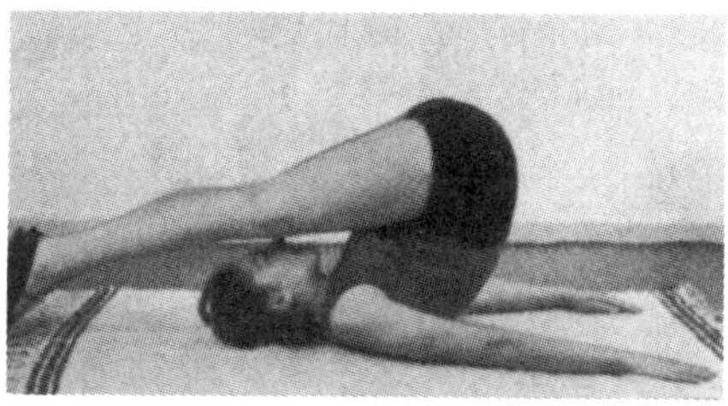

Abb. 2

Für uns wird es nun Zeit, das Bein allmählich zu verlassen. Nicht, daß sich nicht noch einiges darüber sagen ließe, man könnte durchaus noch einige Bücher über Knochen oder Muskeln füllen. Aber Knochen haben eigentlich nichts mit der Medizin zu tun, sondern gehören eher in die Orthopädie. Und was die Muskeln

anbetrifft – wir weigern uns hier schlichtweg, einen Kult zu betreiben. Das überlassen wir getrost den Bodybuildern mit ihren profanen Bedürfnissen.
Nun denn, mit einem »So long, good bein!« folgen wir dem Lauf der Krampfadern und gelangen nach einigem Hin und Her zur Leiste. »Die Leiste ist d. seitl. Teil d. Bauchwand am Übergang z. Oberschenkel« könnten wir jetzt ein Lexikon zitieren, wenn wir nicht selber eines wären. Stattdessen leisten wir uns einen kleinen geschichtlichen Rückblick auf die Leiste:

☞ DAS ENDE EINER KARRIERE

Vor 150 Jahren war das Klinikum Goslar eines der Zentren der europäischen Medizin. Hier wurde der erste Daumennagel verpflanzt, hier legte man nach einem Nasenbeinbruch zum ersten Mal einen Gehgips an und hier erfand der HNO-Professor Ültje die gebrannten Mandeln. Hier aber wirkte auch Konrad Schuster, auf dem Gebiet der Leistenbruchbehandlung in ganz Europa bekannt als Koryphäe. Sein Ruhm soll sich bis nach China erstreckt haben, und das nimmt keinen wunder, der einmal eine von ihm reparierte Leiste gesehen hat. Wie neu, das kann ich Ihnen sagen!
Zufrieden aber, so richtig zufrieden, war er nicht. Von Kindesbeinen an hegte er nämlich einen Wunschtraum: einmal im Leben eine Galle rausnehmen!

Die Kollegen jedoch rieten ab. »Schuster, bleib bei deinen Leisten!« meinten sie. Umsonst. In einem unbewachten Augenblick während des Schienens einer Leiste – der Assistent zeigte der OP-Schwester gerade den Schlemm'schen Kanal – griff sich Schuster das Skalpell, machte einige flinke Schnitte, zog etwas aus der Bauchhöhle des Patienten und erbleichte. »Der Blinddarm war's und nicht die Nachtigalle«, murmelte er verstört.

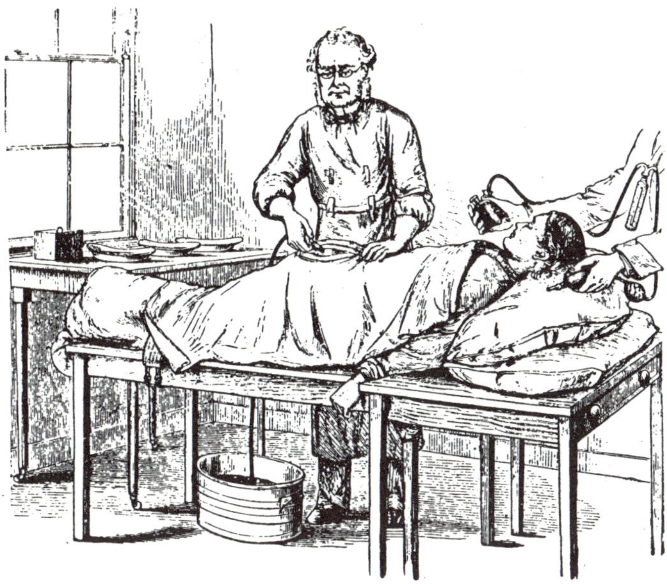

Dr. Schuster beim Auswechseln einer alten Leiste

Nun war damals die wahre Funktion des Blinddarms, die finanzielle Sanierung des Ärztestandes nämlich, noch gänzlich unbekannt. Man nahm vielmehr an, daß er die Gedärme mit Atemluft versorgte. Deshalb mußte Schuster befürchten, daß der Patient inwendig erstickte und auf dem OP-Tisch verblich. Worte wie Kunstfehler, Regreß und Hackethal schossen ihm durch den Kopf. Er rief seinem Assistenten zu: »Machen Sie den schon mal wieder zu!« und verschwand auf Nimmerwiedersehen.
Konrad Schuster ahnte nicht, daß er mit der Erstbezwingung des Blinddarms in die Geschichte der Medizin eingehen sollte. Als man ihm den Nobelpreis verleihen wollte – a conto, weil dieser ja erst später entdeckt wurde –, hatte er längst sein Ränzel geschnürt und sich aus dem Staub gemacht. Jahre später soll er als Tippelbruder in der Gegend von Solingen gesehen worden sein, wo er sich mit Gelegenheitsoperationen mehr schlecht als recht durchschlug.
So kann's kommen.

Direkt neben der Leiste liegt die Schamgrenze, die wir in diesem Moment überschreiten. Damit begeben wir uns insofern in unwegsames Gelände, als diese Körperregion einer einheitlichen Nomenklatur entbehrt. Allein für das männliche Geschlechtsorgan gibt es nach zuverlässigen Schätzungen etwa 8000 Benennungen, wobei ein Gutteil bis heute noch gar nicht entdeckt worden sein soll. Und mit Ausdrücken in 245 lebenden Sprachen ist der Pimmel der meistübersetzte Körperteil. Ähnlich sieht es bei der Vagina aus, von der bei genauem Lesen allein in der Straßenverkehrsordnung fast einhundert Synonyme verborgen sind.
Da die Bezeichnungen im Umgangssprachlichen leicht vulgär wirken, die medizinischen Fachausdrücke andererseits jegliches Einfühlungsvermögen vermissen lassen, haben wir uns zu einem Kompromiß entschlossen: wir nennen sie im Folgenden einfach »Willi« und »Rosi«.

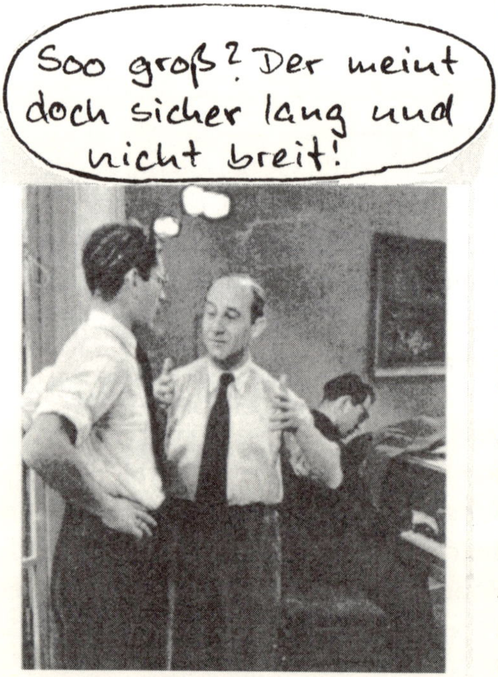
Soo groß? Der meint doch sicher lang und nicht breit!

Rein äußerlich erinnert Willi in seiner Form stark an ein Phallussymbol. Dabei ist sein Aggregatzustand stark vom jeweiligen psychologischen, hormonellen und handwerklichen Input abhängig. Über Willis Soll- und Ist-Größe herrscht weitgehend Uneinigkeit, was natürlich einer gewissen Legenden- und Witzbildung Vorschub leistet. Man ist allerdings inzwischen allgemein der Ansicht, daß es in erster Linie auf Willis Charakter ankommt.
An Willis Fuß hängt ein kleines Säckchen, in dem die beiden Heiner sitzen. Sie sind kaum zu sehen, weil meistens

dichte Haare oder eine Unterhose die Sicht versperren, und mit vielen, vielen Mäxchen gefüllt. Wenn Willi sich sehr aufregt, gehen sie alle über Bord.
Rosi dagegen ist eher das genaue Gegenteil von Willi und recht introvertiert. Um uns nicht einer allfälligen geharnischten Kritik radikaler Feministinnen-Gruppen auszusetzten, wollen wir sie nur dezent, diplomatisch und kurz beschreiben. Rein äußerlich ähnelt Rosi einer Symbiose aus den Mondphasen am Anfang und Ende des Lunarzyklusses, ist mit einer Knospe, die der des Bilsenkrauts gleicht, geschmückt und mündet in einen Gang, der den Gang der Dinge symbolisiert. An dessen Ende sitzt die Gebärmutter, die übrigens – vermutlich aus chauvinistischen Gründen – beim Mann kein entsprechendes Pendant, also keinen Gebärvater, hat. Nach allgemeiner Übereinstimmung eignet Rosi sich zum Untersuchen, zum Kuscheln und zum Menstruieren. Abschließend sei noch bemerkt, daß sie evolutionsbiologisch anscheinend aus dem Matriarchat hervorgegangen ist.

☞ Das Vererben ist nicht leicht!

Oder sagen wir mal so: keiner weiß, ob er Erbgut oder Erbschlecht in sich hat, und die neue Generation muß es dann ausbaden. Wenn jemand seine Gene, das sind so eine Art Erbkörperchen, weitergibt – sei es durch bumsen, vögeln oder Geschlechtsverkehr –, so weiß er nie genau, was seine Chromosomen daraus machen. Oftmals ist der Vater ein ganz passabler Fußballgucker und der Sohn kriegt nicht mal ein anständiges Dribbling zustande. Andererseits kann ein halber Trottel einen vollkommenen Idioten zeugen. Den schlimmsten Streich aber können einem die Gene spielen, wenn man als Vater zur Schaumbildung auf dem Kopf neigt und der minderjährige Sohn erbt dieses Leiden ...

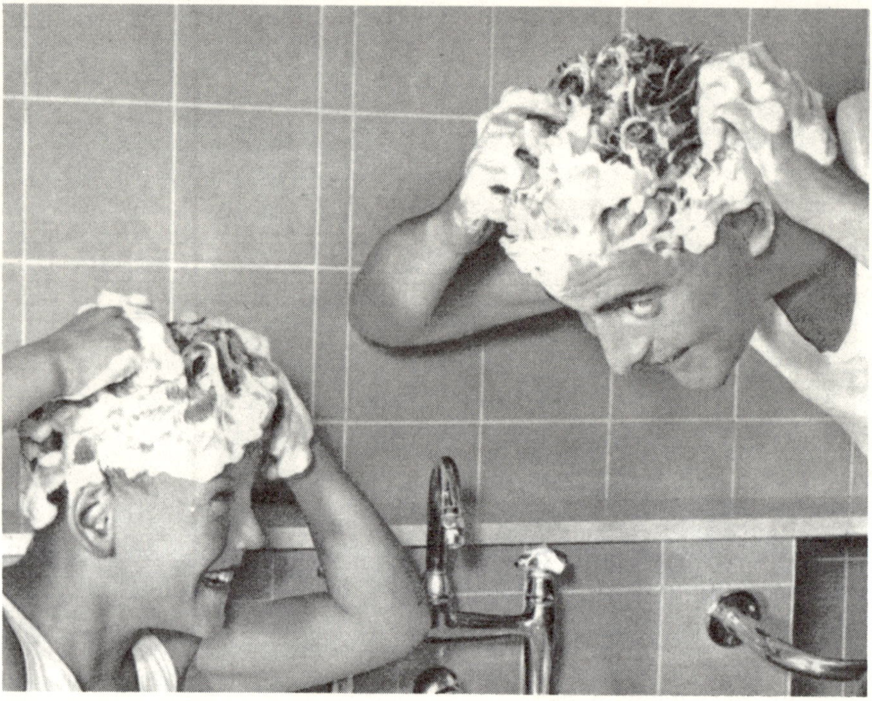

Um den Zweck und die Funktionsweise der beiden erwähnten Organe darzustellen, würde die halbe bisher bekannte Weltliteratur kaum ausreichen. Wir bitten deshalb Interessenten, diese durchzulesen, um den Umfang dieses Büchleins in einem gewissen Rahmen zu halten, und beschränken uns auf die Aussage: wenn Willi und Rosi sich gaanz, gaanz liebhaben, dann schlafen sie miteinander.

Das soll nun natürlich nicht heißen, daß Rosi nicht ohne Willi auskäme oder Willi ohne Rosi – beileibe nicht! Auch hier gilt die alte Weisheit, daß Handwerk goldenen Boden hat, zumal auf das häufig lästige Drum und Dran wie Vorspiel, Liebesgeflüster oder Nachhausebringen in diesem Fall nicht selten verzichtet werden kann.

Ist das ein Wunder?!

Es sieht doch so aus: kaum ist ein neues Modell vom Band gelaufen,

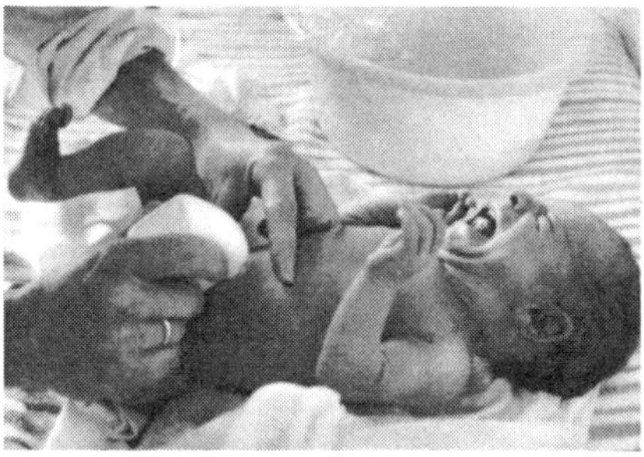

da nimmt man brutal den ersten Ölwechsel vor,

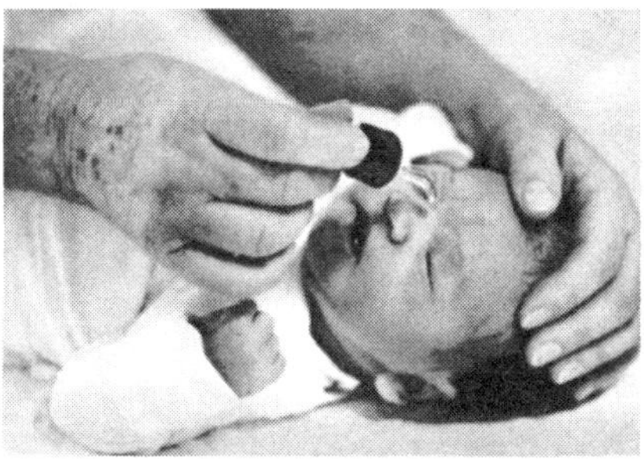

füllt Frostschutzmittel in den Scheibenwischertank,

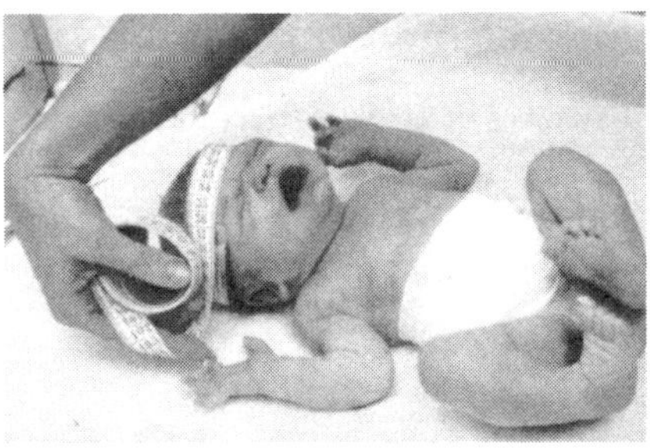

mißt die maximale Knautschzone,

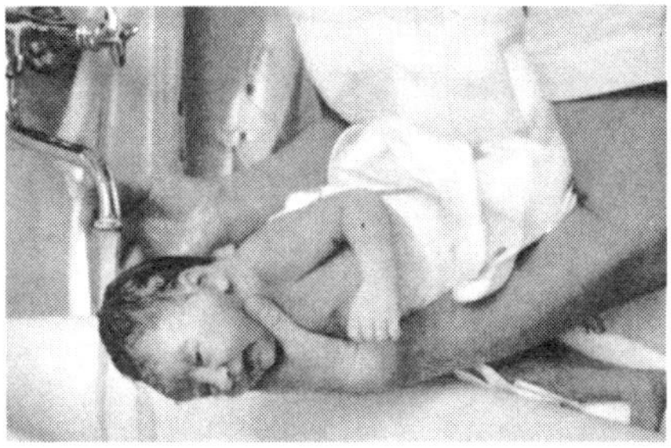

stellt das Verhalten bei Heiß-kalt-Veränderungen fest

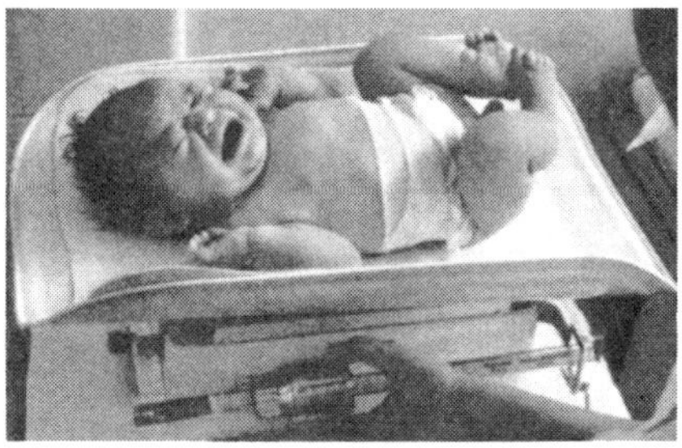

und begutachtet auf dem Rütteltisch die Straßenlage.

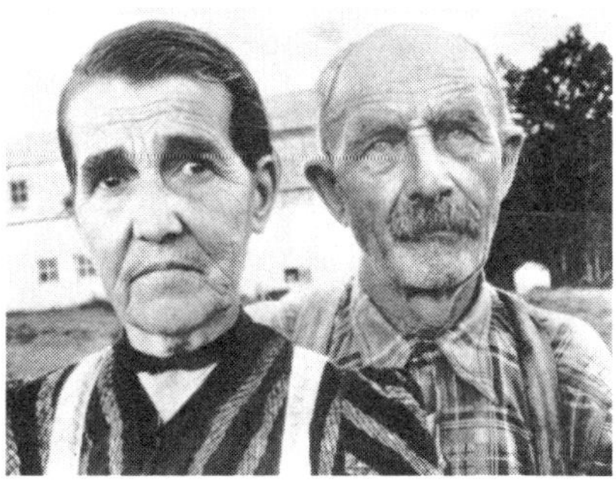

Ist es da ein Wunder, daß das arme Ding schon Jahrzehnte später zum alten Eisen gehört?

Was springt nun heraus beim Intermezzo zwischen Willi und Rosi? Nicht selten ein Beischlaf, manchmal ein Koitus und mit viel Glück ein Orgasmus – das ist so eine Art Gänsehaut im physischen und psychischen Interieur. Und wenn's richtig schnackelt, haben wir das Wunder des Lebens.

Die brennende Frage: Onanieren – aber wie?

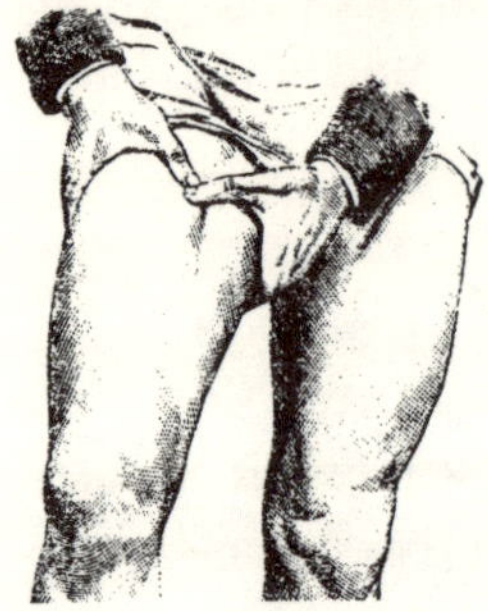

Also so schon mal nicht!

Nach diesem kurzen Abstecher in die Kinderheilkunde wollen wir uns aber auch um diejenigen kümmern, die mit der Pädiatrie nichts am Hut haben, und wenden uns der Verhütung zu. Dies gebietet unsere Chronistenpflicht, auch wenn es dem Klerus vielleicht nicht paßt. Mit einem optimistischen »Verhüt's Gott!« ist es nämlich heutzutage nicht mehr getan.

Wir kommen also zu den berühmten fünf großen C der Verhütung: dem Coitus interruptus, dem Condom, der Cupfer-Spirale, dem SChaumzäpfen und der Cille.

Ein Coitus interruptus ist, wie der Name schon sagt, eine Art Unterbrecherkontakt und wie jede Unterbrechung frustrierend. In seiner verheerenden Auswirkung auf Geist und Seele ist er etwa vergleichbar mit einer Bildstörung beim Fußball-Länderspiel kurz vorm Elfmeterschießen. Vor allem Willi weiß meist nicht mehr, was denn nun eigentlich los ist und reagiert oft so konfus, daß ihn nur noch ein tröstendes Händchenhalten wieder ins Lot bringt.

Wesentlich empfehlenswerter ist das Condom. Es wird inzwischen in allen möglichen Formen, Größen, Farben und Geschmacksrichtungen angeboten, so daß jedermann und jedefrau etwas Passendes findet.

☞ Condom Perignon

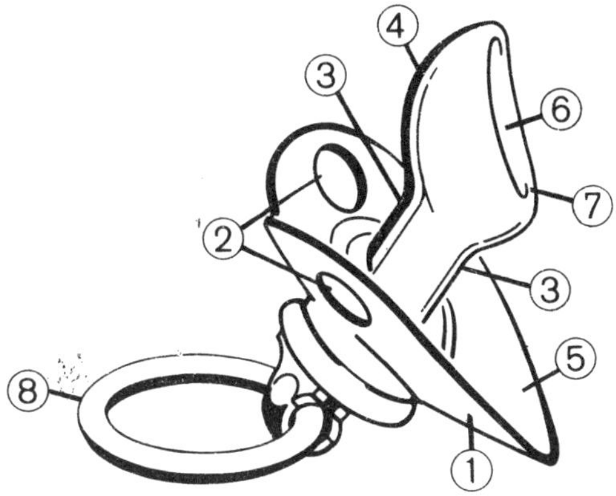

Für nicht geringes Aufsehen sorgte auf dem letzten Genfer Condom Salon das neueste französische Modell »Perignon de luxe«.
Wie Experten einhellig bestätigen, handelt es sich um ein Condom der Luxusklasse, das aber in Kürze auch weniger bemittelten Gliedern der Gesellschaft durch Serienproduktion erschwinglich sein sollte. In jedem Fall scheint eine optimale Kombination aus Widerstandsbeiwert und Rückhaltequotienten gelungen zu sein, die in Zukunft für eine unglaubliche Rasanz sorgen dürfte.
Ein Acht-Punkte-Katalog verdeutlicht die Vorteile des Condoms: 1) Die neuartige Zip-and-Pip-Coitusbremse, die vorher entfernt werden muß, so daß es erst nach reiflicher Überlegung zum Beischlaf kommen kann. 2) Die Schlupflöcher, die alle Möglichkeiten offenlassen. 3) Der Schaft, der mit erektionsverlängerndem Cayennepfeffer optimiert ist. 4) Das Reservoir, das mit ausreichender Menge Fassungsvermögen imprägniert ist. 5) Das Mundstück, das mit staatlich geprüftem Sperma beschichtet ist. 6) Die Hohlkehle, die für Hohlkehlen so typisch ist. 7) Der Gummiwulst als Wulst schlechthin, und ohne den es nicht gehen würde. 8) Die Reißleine, als selbstleuchtender Ring konzipiert, ohne die das ganze Ding überhaupt nicht einsatzfähig wäre, weil erst sie das Begehren, die Wollust und den Cunnilingus auslöst und damit für die nötige Penetranz sorgt.

Eine Kupfer-Spirale hat nichts mit einer Sprungfeder zu tun, wie man im ersten Moment denken könnte. Oder, wenn einem das Kalauern liegen sollte, bestenfalls im entfernten Wortsinne.
Sie besteht aus einem T-förmigen Plastikstück, das eng mit Kupferdraht umwickelt ist und einen Zwirnsfaden als Schwänzchen hat. Ihre Ursprünge liegen im Dunklen, aber man nimmt allgemein an, daß sie, wie die Kupferwicklung nahelegt, aus einem defekten Dynamo entstanden ist und vor Urzeiten eigentlich zur Beleuchtung des an sich ja dunklen Uterus gedacht war. Die Wirkung der Spirale beruht vermutlich auf ihrer Ähnlichkeit mit den Spermien, die angesichts dieses gigantischen Konkurrenten völlig entmutigt werden, den Schwanz einkneifen und vom Ei und dessen Befruchtung Abstand nehmen.

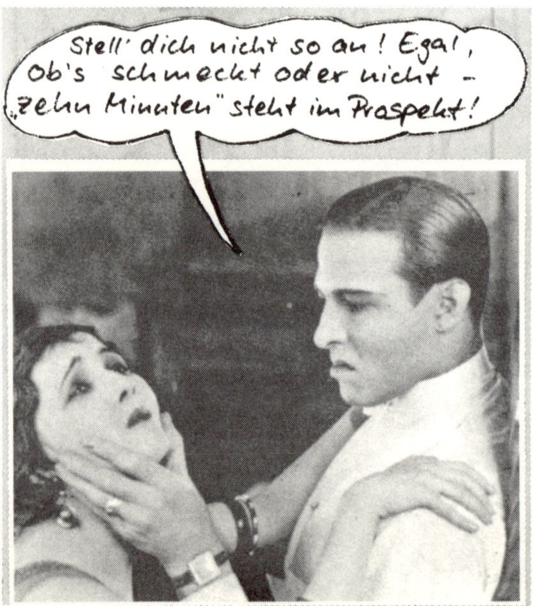
Stell' dich nicht so an! Egal, ob's schmeckt oder nicht – „zehn Minuten" steht im Prospekt!

Mit dem Schaum-Ovulum schließlich ist das so eine Sache. Wer jemals als Kind ein Brausepulver gelutscht hat, der weiß, daß eine ungebremste Gasentwicklung leicht zu unangenehmem Prickeln in der Nase sowie zu saurem Aufstoßen führen kann. Nun wird das mit der Nase beim Schaumzäpfchen nur selten vorkommen, aber ein lästiges Kribbeln im Bauch hat schon so manche Anwenderin fuchsteufelswild und mit Schaum vorm Muttermund das Ding verfluchen lassen. Bevor man zum Schaum-Ovulum greift, sollte man im Eifer des Geschlechtslebens nicht versäumen, die Gebrauchsanweisung sorgfältig zu studieren. Das hätte in der Vergangenheit schon so manche menschliche wie sexuelle Tragödie vermieden. Vor allem

sollte man immer eine Uhr dabeihaben oder zumindest in der Lage sein, langsam bis sechshundert zu zählen.
Die Pille hat gegenüber den anderen Verhütungsmitteln den entscheidenden Vorteil, daß sie nicht so schaumig ist wie ein Ovulum, nicht so zäh wie ein Kondom und nicht so hart wie ein Coitus interruptus. Dafür erfordert sie eiserne Disziplin, denn man muß sie auch nehmen, wenn man gar nicht ans Bumsen denkt, sondern an ganz andere Sachen wie beispielsweise Topflappen häkeln oder Schopenhauer.
In der Pille sind auf kleinstem Raum alle möglichen Hormone versammelt, die sonst nur in dicken Fachbüchern vorkommen: Östrogene, Antiöstrogene und Gestagene. Diese Dingerchen wuseln über Eierstock und Stein und sorgen mit vereinten Kräften dafür, daß es auch nach einer Liebesnacht in dieser Region beim Status quo ante bleibt. Dafür haben sie die unangenehme Eigenschaft, Nebenwirkungen wie Fettsucht, Brustvergrößerung, Leberkoma, Stomatitis, Magersucht, Migräne, Soor, Busenschrumpfung, Thrombose, Libidoverlust, Haarausfall, Plattfüße, Hypersexualismus und natürlich Krebs zu verursachen.
Diese Begleiterscheinungen möchte natürlich keine Frau gerne auf sich sitzen lassen, und deshalb ist seit langem der Ruf nach einer Pille für den Mann laut geworden, damit die Herren auch mal ihr Fett abkriegen. Deren Entwicklung scheint aber auf ziemliche Schwierigkeiten zu stoßen, und bislang fand die Verhütung dabei im allgemeinen immer schon im Vorfeld statt. Aufgrund einer gleichzeitig auftretenden Impotenz erübrigte sie sich meist.
Nichtsdestotrotz stößt man immer wieder auf Zeitungsartikel wie diesen:

☞ **ENDLICH! DIE PILLE FÜR DEN MANN!**

Jahrhundertelang lag die Verantwortung für die Empfängnisverhütung auf Seiten der Frau. Vom »Verhüte Gott!« im Spätmittelalter bis zur Pille davor, danach oder während in unserer Zeit war es ein weiter Weg und, zugegebenermaßen, ein Fortschritt. Dennoch, wenn man bedenkt, daß dieses winzige Dingelchen täglich geschluckt werden muß, sein Nährwert aber praktisch gleich null ist, dann wird man die Forderung der Frauen nach der Pille für den Mann verstehen.

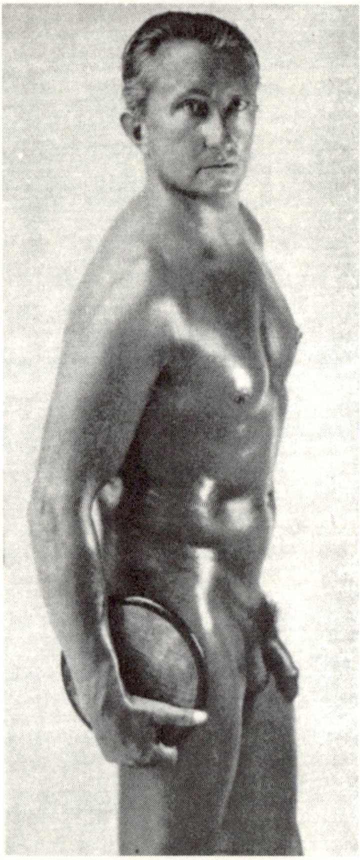

Nach intensiven Forschungen stellte jetzt ein namhafter Pharma-Konzern auf dem Genfer Arznei-Salon einen ersten Prototyp vor. Präsentiert von einem firmeneigenen Dressman (s. Abb.) erregte die Wunderpille allenthalben Aufsehen. Sie ist ein formschönes Dragee, etwa tellergroß, drei Finger dick und mit einer schützenden Teflonkante eingefaßt. Aufgrund der Größe – die Faulheit der Männer wurde einkalkuliert – muß sie nur einmal im Jahr eingenommen werden. Auf die Frage eines Journalisten, wie man sie denn schlucken solle, antwortete ein Firmensprecher, mit einem Schluck Wasser gehe es am besten.
Es bleibt jedenfalls festzuhalten, daß diese neue Methode der männlichen Empfängnisverhütung eine erfolgversprechende Sache ist, nachdem bei Männern die Versuche mit der Pille danach und mit der Abtreibung im letzten Jahr so kläglich gescheitert sind.

VOM SCHENKELHALS ZUM SCHLÜSSELBEIN

Wenn man sich etwa eine Handbreit oberhalb der Stelle, wo die kürzesten Miniröcke enden, mit dem Finger in die Hüfte piekt, so stößt man auf etwas Hartes. Sollte das nicht der Fall sein, ist eine Abmagerungskur dringend anzuraten. Hier sitzt auf einem dünnen Schenkelhals der intelligente Teil des Oberschenkelknochens: der Kopf. Er steckt so in der Gelenkpfanne des Beckens, daß das Bein in alle Richtungen zu bewegen ist – nach oben und zur Seite allerdings nur mit äußerster Gewalt.

Denkt man sich eine Linie, die den einen mit dem anderen Schenkelhals verbindet, so braucht man gar nicht weit zu denken: etwa in der Mitte landet man schon in der Blase. Ohne Harnblase würden wir ständig mit feuchten Hosen herumlaufen. Sie hat die Funktion eines Sammelbeckens, wodurch uns die Möglichkeit gegeben ist, im Ernstfall spontan die Hosen naßzumachen. Die durchschnittliche Frequenz des »Müssens« liegt bei dreimal täglich vor dem Essen (»Nach dem Klo und vor dem Essen Wasserlassen nicht vergessen!« C. F. Pullman). Die Spanne reicht aber von einmal in der Minute bei nervösen Typen bis einmal wöchentlich bei ausschließlicher Ernährung mit Trockenmilch.

Die Blase ist, isoliert betrachtet, von außen zu und von innen leer und gehört damit zu den Hohlorganen wie beispielsweise auch das Herz oder, in manchen Fällen, der Kopf. Nach unten hin fließt der gesammelte Urin in die Harnröhre und weiter ins Klo, nach oben hin geht es zu den Nieren, die aber erst später drankommen, weil wir uns wie eine Harnwegsentzündung aufsteigend bewegen.

Noch ein Wort zum Image der Blase: es ist, gelinde gesagt, nicht das beste. Obwohl sie fast so groß ist wie das Herz, hat noch nie jemand in ihr den Sitz der Seele vermutet. Dabei ist sie, da sie keine Kammern hat, wesentlich übersichtlicher. Und obwohl sie mindestens genauso stark wehtun kann wie eine gutentwickelte Karies, beschimpft man sie häufig als schwache Blase. Außerdem

wird sie von jedermann für strohdumm gehalten, obgleich sie in voller Funktion beinahe halb so groß ist wie ein Gehirn in gefülltem Zustand.
Wenn wir von der Blase aus immer gegen den Strom schwimmen, so landen wir schließlich in den Nieren mit ihren vielen Nierenkanälen. Diese wurden im letzten Jahrhundert von dem berühmten Astronomen Schiaparelli entdeckt, der daraufhin annahm, daß die Nieren von Lebewesen bewohnt seien. Das hat sich inzwischen aber als Irrtum herausgestellt.
Unter gestalterischen Gesichtspunkten sind die Nieren im Moment total out. Immer noch sind sie im altbackenen Stil der fünfziger Jahre gehalten, als der Nierentisch, die Nierenschale und die Nirosta-Spüle topaktuell waren. Seitdem hat sich ihr Design kaum verändert. Aber irgendwie müssen wir auch so mit ihnen leben, ob es uns paßt oder nicht. Eine Wohltat fürs Auge sind dagegen die künstlichen Nieren, die es vom Styling her mit jeder Kaffeemaschine aufnehmen können. Der hohe Preis wirkt allerdings auf viele Interessenten abschreckend.
Die Nieren sind an die Nierenarterie angestöpselt, durch die permanent Blut in das Organ strömt und dort gewaschen wird. Am Tag fließen an die 200 Liter Blut durch die Nieren, von dem keiner so genau weiß, wo es eigentlich herkommt. Schließlich hat der Mensch, wenn man den Lehrbüchern mal glaubt, nur etwa sechs Liter davon.
Wozu sind nun die Nieren gut? Erst einmal sorgen sie dafür, daß die Flüssigkeit, die wir in Form von Wasser, Bier, Kamillentee oder dergleichen zu uns nehmen, auch wieder rauskann. Sonst würden wir nämlich über kurz oder lang platzen wie beispielsweise zu lange eingeweichte Erbsen. Umgekehrt beweist das übrigens, daß gewöhnliche Gartenerbsen mit Sicherheit keine funktionierenden Nieren besitzen.
Außerdem werden gleichzeitig merkwürdige Stoffe wie Kreatinin, Methylguanidin oder Hippursäure ausgeschieden, Substanzen, von denen der stinknormale Nierenbesitzer meistens noch nie gehört hat und mit denen er einfach nichts anfangen kann.

Auf der anderen Seite ist die Niere so clever, Salze, Vitamine, Kohlenhydrate und wertvolle Aminosäuren wieder ins Blut abzugeben. Damit hat sie eine gewisse Ähnlichkeit mit einem Fitneß-Riegel. Abgesehen von den Nüssen.

☞ WIE FILTERT DIE NIERE EIGENTLICH?

Jahrtausendelang lag die Funktionsweise der Nieren im Dunkeln der Bauchhöhle. Mit der Erfindung des scharfen Messers und des entschlossenen Schnittes kam im Mittelalter etwas Licht in die Sache, aber erst mit der Einführung des Mikroskops begann sich das Geheimnis allmählich zu lüften. Schon Vesalius versuchte, eine Niere zu mikroskopieren, was aber mißglückte, da das Organ nicht auf den Objektträger paßte. Später gelang es dann, die Niere in Scheibchen geschnitten unter das Objektiv zu plazieren. Aber der Weg zur Erkenntnis war lang und dornenreich: es seien als Stationen nur das Polarisationsmikroskop, das Elektronenmikroskop, das Rasterelektronenmikroskop, das Hörrohr und das Rastertunnelelektronenmikroskop erwähnt.

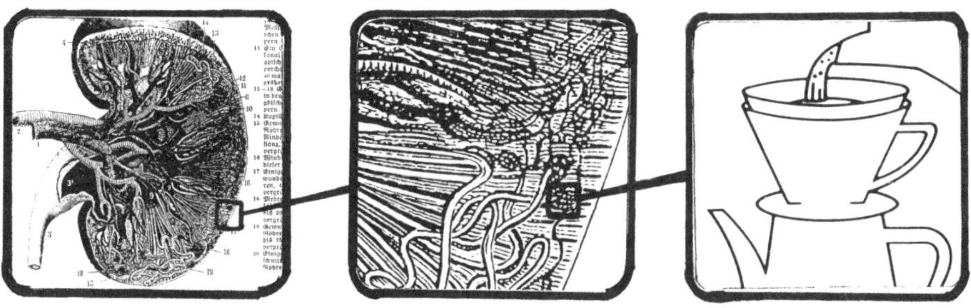

Schließlich stellte sich heraus, daß die Sache mit der Niere wie alles im Leben im Grunde ganz einfach ist.

Während die Natur den Menschen vernünftigerweise mit zwei Nieren ausgestattet hat, war sie bei der Leber weit weniger großzügig: eine für jeden muß reichen. Das ist verständlich, denn schon die gesunde Leber ist ein recht voluminöses Organ, und um eine zweite im ziemlich engen Bauchraum unterzubringen, hätte die Evolution eine Art Gürteltasche erfinden müssen. Solche Kinkerlitzchen sind für eine seriöse Evolution aber einfach unzumutbar.

So nimmt denn die Leber, auf sich allein gestellt, wacker alle ihre Aufgaben wahr: sie baut alles um, ab und auf, was ihr durch die Pfortader kommt. Unermüdlich verarbeitet sie Zucker zu lagerungsfähigem Kandis, Protein zu Eiweiß und Fett zu Arteriosklerose, macht Gifte unschädlich und produziert Vitamine, Albumine, Lebertran und Leberwurst. Sie ist, mit einem Wort, ein richtiges kleines Laboratorium – und das, ohne auch nur ein Semester Chemie studiert zu haben!

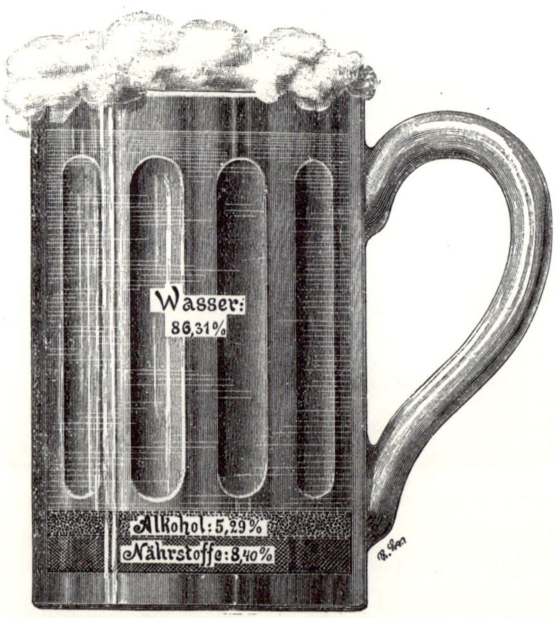

Allgemein bekannt und berühmt ist die Leber auch in gewöhnlich schlecht informierten Kreisen für ihre Geschicklichkeit, mit Alkohol umzugehen. Während beispielsweise das Gehirn schon auf sieben, acht Schnäpse mit der Produktion von dummem Zeug oder gar mit leichtem Torkeln reagiert, verknuspert die Leber unverdrossen einen nach dem anderen und wandelt ihn erst in Promille und dann in Kater und Nachdurst um. Ein Bier zum Beispiel, das der Brauer in wochenlanger Arbeit aus etwa 86 % Wasser, 5 % Alkohol und 8 % Nährstoffen zusammengebraut hat, zerlegt die Leber in Minutenschnelle in 86 % Wasser, 5 % Alkohol und 8 % Nährstoffe (der an 100 % fehlende Teil sind Blut, Schweiß und Tränen). Dann sortiert sie die Komponenten und verteilt sie in Richtung Schwache Blase, Leberzirrhose und Bierbauch. Irgendwann allerdings ist auch die beste Leber der Sache konditionell nicht mehr gewachsen, und nach vielleicht 50000 Bieren ziehen sich die meisten Lebern allmählich aufs Altenteil zurück.

☞ DIE LEBER – EIN VERKAPPTER REGENWURM?

Man kann gegen die Leber sagen, was man will – sie hat eine hervorragende Eigenschaft: sie versteht sich darauf, nachzuwachsen. Diese beruhigende Erfahrung konnte schon der sagenhafte Prometheus machen, der ja quasi als Lebendfutter für irgendeinen dahergeflogenen Adler herhalten mußte. Zwischen zwei Besuchen des auf rohe Leber fixierten Vogels wuchs diese wieder zu einer anständigen Portion heran.
Das erinnert natürlich sofort an den Regenwurm, der ja auch in der Lage ist, sich zu regenerieren (daher der Name!). Und es fallen noch mehr Gemeinsamkeiten auf: der Regenwurm ist rotbraun, die Leber auch; der Regenwurm ist Matsch, wenn man draufhaut, die Leber auch; der Regenwurm ist blind, die Leber auch – kurz: manche Wissenschaftler vermuteten schon lange einen Zusammenhang zwischen den beiden.
Dank der modernen Biochemie ist es nun gelungen, eine Analyse der Gene durchzuführen, und es hat sich herausgestellt, daß Leber und Regenwurm tatsächlich eine gemeinsame Erbanlage besitzen, nämlich das Gen, das für die Produktion von Aviophagol zuständig ist, einen Stoff, der Vögel anlockt und zum Fressen animiert. Das würde die Sache mit Prometheus erklären und gleichzeitig die Furcht der Regenwürmer vor Amseln.

Einige Wissenschaftler nehmen nun an, daß in der Kreidezeit, oder eventuell auch erst nach Einführung des Bleistifts, eine Ur-Amöbe etwas mit einem Regenwurm hatte. Aus dieser Mesalliance soll dann die Leber entstanden sein. Eine kühne Hypothese, gewiß, aber wenn es sie nicht gäbe, würde uns einiges fehlen. Dieser Beitrag hier zum Beispiel.

Wenn wir an dieser Stelle einen etwas gewagten Vergleich anbringen wollen – und wir tun das, weil wir keinen Vergleich zu scheuen brauchen –, dann müssen wir feststellen, daß in unser aller Körper eine Art kleine Chemiefabrik arbeitet, ein Gedanke, mit dem auch der unermüdlichste Ökopax leben muß. In einer Abteilung der Leber GmbH wird kräftig methyliert, woanders lagert man Unmengen von Chemikalien frei in irgendwelchen Zellen, experimentiert mit Umweltgiften oder synthetisiert Farbstoffe. Und dann gibt es ganz hinten auf dem Werksgelände noch die Baracke, in der eine gelbgrüne Soße hergestellt wird, die fettlösend und emulgierend wirkt und eine Art Pril darstellt. Dieses Tensid wird ohne Rücksicht auf die Abwasserverordnung in die Gallenblase verklappt und im Volksmund »Galle« genannt.
Wenden wir uns lieber einer erfreulicheren Sache zu, der Milz nämlich, von der man lange nicht wußte, wozu sie überhaupt gut ist, und die man daher gar nicht zu den Organen, sondern zu den Geschwülsten rechnete. Daraus machte sie sich allerdings herzlich wenig und blieb immer ein fideler Geselle, der jederzeit für ein Späßchen zu haben war. Diese Einschätzung ist allerdings möglicherweise subjektiv gefärbt, weil der Autor den Namen »Milz« einfach umwerfend komisch findet. (Sagen Sie bitte zwanzigmal hintereineinander »Milz«, dann wissen Sie vielleicht, was ich meine.)
Inzwischen hat man festgestellt, daß die Milz ein blutiges Gewerbe betreibt: sie speichert das Blut und sieht alle darin schwimmenden Zellen auf eventuelle Macken durch. Die einen wandern

dann auf den Müll, die anderen dürfen zu einer neuen Runde als Kreisläufer starten. Außerdem mischt sie kräftig bei der körpereigenen Abwehr mit. Da man die Milz aber unbeschadet entfernen kann, ohne daß sich im Körper groß etwas ändert, muß man annehmen, daß ihre Funktionen gar keinen Beitrag zum Wohlergehen der Gesellschaft darstellen, sondern eher nur ein außergewöhnliches Hobby.

Das nächste Organ, dem wir uns zuwenden wollen, ist die Bauchspeicheldrüse. Viele vermuten ihre einzige Daseinsberechtigung darin, daß auch der Bauch mal richtig spucken kann. Falsch. Sie ist nämlich für die Produktion von Insulin da. Das kann man allerdings inzwischen auch in jeder Apotheke kaufen. Und deshalb können wir uns von diesem Organ sofort wieder abwenden.

☞ Der Bauchschnabel

Plato vermutete ihn unter dem Brustbein, Paracelsus sah in ihm einen Wurmfortsatz des Blinddarms, und der große Virchow spekulierte, er müsse tiefer, in der Gegend der Zierleisten, sitzen: der Bauchschnabel. Lange gesucht, doch niemals gefunden, blieb er ein weißer Fleck im Bauchraum, und seit den großen Entdekkungsfahrten des Mittelalters rüsteten immer wieder Chefärzte kostspielige Expeditionen aus, um ihn endlich dingfest zu machen. Dabei wußte seit dem Altertum niemand Genaues über das Woher und Wohin des Bauchschnabels, sein Werden und Vergehen, sein Warum und Weshalb – nur eines war bekannt: schon Hamurabi, der alte Babelsberger, mußte ihn gekannt haben; verordnete er doch in seinem berühmten Gesetzeskodex, daß demjenigen, der einem anderen den Bauchschnabel hielte, gleichfalls der Bauchschnabel gehalten werden solle.

Des Rätsels Lösung brachte, wie schon beim Problem der stufenlosen Lautstärkeregelung, die moderne Technik. Mit einem Computer-Tomahawk wurde an der Mayo-Klinik ein amerikani-

scher Durchschnittsbauch elektronisch zerhackt und genauestens untersucht. Das Ergebnis: kein Ergebnis! Es gibt ihn nicht, den Bauchschnabel!
Und im Nachhinein stellte sich heraus, daß in Hamurabis Keilschrifttext das Zeichen | als »Bauch« gelesen worden war, obwohl es nur ein Sprung in der Tontafel war. Wie sich, nebenbei bemerkt, alle anderen Zeichen auch als Kratzer auf der einstmals glatten Platte entpuppten.

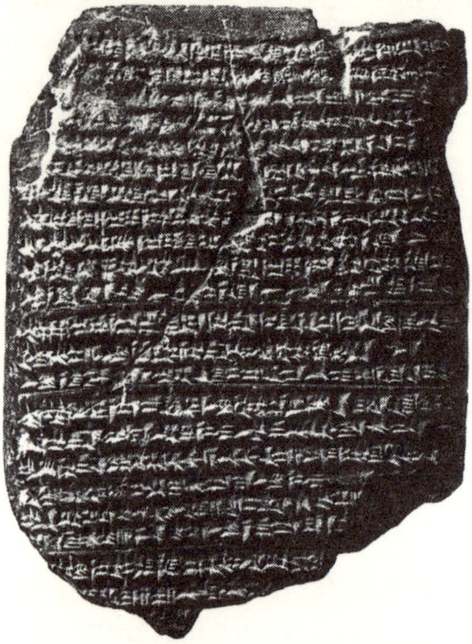

Die fragliche Tontafel: alles voller Sprünge!

Schon früh in seiner Entwicklungsgeschichte war dem Menschen aufgefallen, daß er etwas essen mußte. Einerseits animierte ihn sein Nachahmungstrieb dazu, es den Affen gleichzutun. Andererseits machte ihm ein unbestimmtes archaisches Gefühl zu schaffen, das wir heutzutage mit dem Ausdruck »Kohldampf« präzisieren.
Folglich stopfte er alles in sich hinein, was er die Affen fressen sah, und wir heutigen Menschen können nur froh sein, daß er sich nicht die Schmeißfliege zum Vorbild genommen hat. Später kam er dann auf einen verfeinerten Geschmack und stopfte auch die Affen in sich hinein. So wurde er zum Fleisch- bzw. Allesfresser.
Deshalb besitzt der Mensch ein im Vergleich zur Molluske kompliziertes Verdauungssystem, das den Medizinern anfangs eine Menge Rätsel aufgab. So war die Konstruktion der ganzen Anlage völlig unbekannt, bis man den Höhlenforschern einen Trick abguckte: man füllte einen fluoreszierenden Farbstoff in eine Versuchsperson und beobachtete einfach, aus welchem Loch er wieder herauskam.

Nach langdauernden Forschungen weiß man bis heute folgendes: die Nahrung wird in der Mundhöhle zermatscht und gespeichelt, rutscht durch die Speiseröhre, glibbert unter Walken und Kneten durch den Magen, flutscht durch den Dünndarm, schleimt durch den Dickdarm, glitscht durch den Mastdarm und verläßt schließlich schmierig und stinkend den Körper wieder. Eine reichlich unappetitliche Angelegenheit also. Das sollte man sich in teuren Drei-Sterne-Restaurants immer vor Augen halten.
Der Magen ist eines der am längsten bekannten Organe. Schon die alten Griechen wußten über ihn Bescheid und sahen in ihm den Sitz der Geschwüre, seit Odysseus auf seinen Irrfahrten der Sage nach auch durch den Magen-Darm-Kanal gesegelt sein soll. Allerdings hatten sie dadurch eine völlig falsche Vorstellung vom Magen und glaubten, daß er eine Scheibe sei und mittelmeerförmig.
Der neuzeitliche Magen hingegen ist ein derber Beutel mit jeweils einem Ein- und Ausgang, der halbmondartig etwa da liegt, wo bei Schlägereien am liebsten hingeboxt wird. Er faßt etwa zwei Liter Erbsensuppe, aber zur Not bringt man auch noch zusätzlich drei Semmeln in ihm unter. Im Laufe seines Lebens sieht ein Magen etwa achtzig Millionen Kalorien (= 300 000 000 Joule) kommen und gehen, das entspricht ungefähr 320 Doppelzentnern Pumpernickel. Um diese ganzen Pumpernickel zu verdauen, bildet der Magen eine Reihe von Fermenten und so konzentrierte Salzsäure, daß man mit einem einzigen Mageninhalt mindestens fünf Kaffeemaschinen entkalken könnte. Wie jeder weiß, wird ein Kotelett, das über Nacht in Cola liegt, total aufgelöst; weniger bekannt ist aber, daß ein Schluck Cola im Magen schon nach zehn Minuten völlig zerstört ist.

☞ **Der Gesundheitstip**

DAS SOLLTEN SIE NICHT ESSEN!

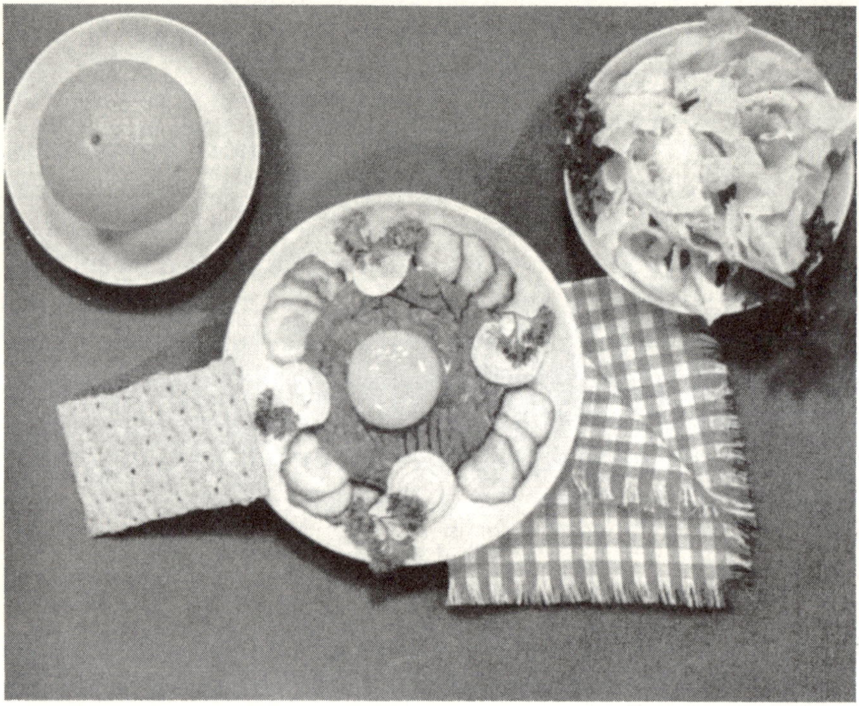

Hier sehen wir das Bild eines gerade aus einem einschlägig bekannten Kochbuch entsprungenen Menüs, das angeblich außergewöhnlich gesund sein soll: Tatar mit Ei und Gürkchen, dazu Knäcke und Salat, und hinterher eine Apfelsine, die von Vier-Sterne-Köchen auch gern als Orange gereicht wird.
Wir raten dringend vom Genuß ab! Warum? Darum:
Das Ei enthält mindestens drei verschiedene Antibiotika, acht Insektizide, das berüchtigte Eiweiß und etwa 80 % Glibber. Die Gurken bestehen zur einen Hälfte aus Wasser und zur anderen aus DDT, FCKW, PVC, BMW und VW, von der Petersilie ganz zu

schweigen: total mit Chlorophyll verseucht! Schließlich das Tatar: 30 Trichinen pro Kubikmeter und ansonsten eigentlich nur durchgedrehte Teile von toten Tieren. Brrrr! Das Knäckebrot reißt da auch nichts mehr raus. 2000 Krümel pro Gramm und 1% Restfeuchte sprechen eine deutliche Sprache.
Der Salat ist auch überhaupt nicht vergleichbar mit beispielsweise einem Bier. Er ist relativ blättrig, nicht nach dem Reinheitsgebot gebraut und kaum »auf Ex« zu schlucken.
Schließlich die Apfelsine. Durchseucht mit Ascorbinsäure und naturidentischen Aromastoffen wie sie ist, wundert man sich, daß sie den weiten Weg von Jaffa auf unseren Teller überhaupt geschafft hat.
Um es mal ganz hart zu sagen: das einzig Genießbare an dem Menü ist eigentlich die Serviette. Wenn man sie vor dem Verspeisen mit Senf einstreicht, wirken die Karos auch nicht mehr so aufdringlich.

Schon während der kurzen Zwischenlagerungszeit im Magen werden vom Körper die Bestandteile der Nahrung, die schnellstens gebraucht werden, sofort ins Blut aufgenommen, wie beispielsweise Traubenzucker oder Alkohol, während andere wie Fett, Eiweiß oder versehentlich verschluckte Rasierklingen erst einmal weiterrutschen. Dazu besitzt jeder Magen eine Peristaltik. Das klingt aber nur so schrecklich und bedeutet nichts weiter, als daß eine Art Gedrängel in Richtung Ausgang entsteht. Dort wird durch den Pförtner ein geordneter Abzug in den Darm organisiert.
Hier, im Darm, geht die Verdauung weiter, und der Körper holt sich aus dem Nahrungsbrei, was er sonst noch so braucht. Nahezu jedes höherentwickelte Lebewesen besitzt einen Darm – von der Currywurst einmal abgesehen, die es auf Wunsch mit oder ohne gibt –, und er ist so ziemlich die längste Leitung, die die Natur zu bieten hat. Beim Hausrind beispielsweise ist er so lang, daß man ihn der Kuh 21mal um den eigenen Bauch wickeln

Praktisch eingerichtet

Der Mensch mit verschlungenem Darm, und wie er mit gestrecktem aussehen würde

könnte. Der Mensch ist da etwas bescheidener, aber auf eine Darmlänge von ca. 9 Metern bringt er es auch locker. Da kann man von Glück sagen, daß der Darm nicht gestreckt, sondern schön verschlungen im Bauch angebracht ist.

Es soll an dieser Stelle nicht unerwähnt bleiben, daß der Darm zuweilen ein recht lauter Geselle sein kann. Die Töne, die von ihm erzeugt werden, empfinden manche Mitmenschen als störend, ja sogar belästigend. Einige kunstfertige Zeitgenossen verstehen es allerdings, dem Darm hübsche Melodien, ja sogar ganze Sonaten zu entlocken. Das wirkt besonders beeindruckend, wenn er über eine echte Stradivari gespannt ist.

Nachdem nun geklärt sein sollte, warum, was und wohin man ißt, steht noch die Frage im Raum, wieviel man essen sollte. Ernährungspsychologen meinen, man könne essen, was man möchte, während Ernährungsphysiologen dazu raten, in erster Linie Kalorien zu sich zu nehmen. Diese stecken nämlich voller Energie und sind daher zwingend notwendig für ein einigermaßen turbulentes Leben. Und als etwas gebildeter Esser sollte man wissen, daß sich in Nahrungsmitteln wie Knäckebrot, Selters und Ballaststoffen nur wenige Kalorien tummeln, während Eisbein, Schmalz und Bier geradezu davon strotzen. Die meisten hat aber immer noch Erdöl.

Die tägliche Kalorienzufuhr ist abhängig von der Tätigkeit: ein

Nichtstuer braucht etwa 1000, ein Holzfäller aber 5500 und ein Holzfäller, der viele Pausen macht, immerhin noch 3250. Alle anderen Berufe liegen irgendwo dazwischen. Ein Schriftsteller beispielweise, der gerade ein Medizinbuch schreibt und im Kapitel über Kalorien angelagt ist, kommt mit exakt 2354 und einer halben täglich aus, wenn er sich hin und wieder ein Bierchen gönnt.

Ein letztes Wort zum Essen: im menschlichen Körper wird alles, was mit der Nahrung zu tun hat, von einer Art Frischhaltefolie abgedeckt: dem Zwerchfell. Es ist dehnbar, luftdicht, aus chlorfreiem Material und ein unentbehrlicher Helfer im Bauchraum. Als Raumteiler erfüllt es die Funktion einer natürlichen Barriere und war in früheren Zeiten für Chirurgen eine Scherzschwelle: unterhalb des Zwerchfells konnte auf Blinddarm komm raus operiert werden, und die Patienten überlebten manchmal, dahinter hörte der Spaß auf und alles ging tot.

Der Brustraum ist nämlich, ähnlich einem Weckglas, luftdicht abgeschlossen und voller Unterdruck. Die Lunge und das Herz sind sozusagen eingeweckt. Wenn man den Brustraum nun beschädigt, strömt Luft ein und die Organe werden schlecht. Jeder, der einmal mit einem Stilett auf jemanden eingestochen hat, wird sich bestimmt an das leise Zischen erinnern.

Luft muß man selber holen, hat einmal jemand gesagt, da kann man keinen schicken. Wir Menschen haben für diesen Zweck unsere Lunge, die Fische tun's lieber mit ihren Kiemen, und den Fahrradreifen genügt eine Luftpumpe. Menschen mit Kiemen nennt man Amphibien, Fische mit Lungen Wale. Die Reifen dagegen sind spezialisiert und ohne Pumpe aufgeschmissen.

Die menschliche Lunge hat ein Fassungsvermögen von etwa fünf Litern (plus minus mehr oder weniger). Welch eine gewaltige Menge das in Wasser umgerechnet ist, fällt einem meistens erst auf, wenn man mal versucht hat, einen Ertrunkenen wiederzubeleben. Beim normalen Atmen wird allerdings immer nur ein Teil der Luft ausgetauscht, das heißt, es bleibt jedesmal ein Rest stekken. Darin ähneln die Lungen Zahnpastatuben.

Die brennende Frage
Stimmt es eigentlich, daß wir Edelgas atmen?

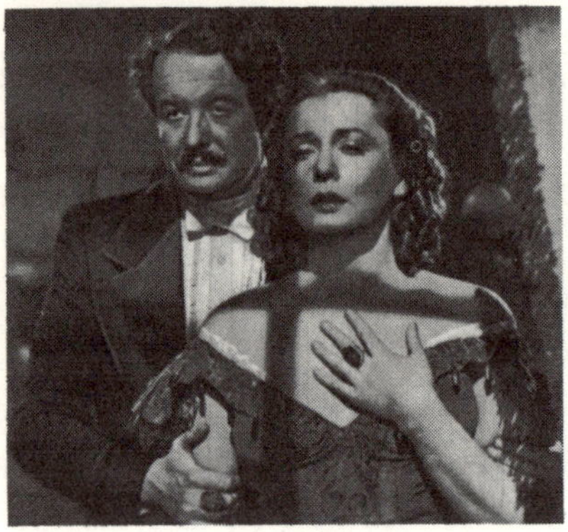

Das ist nun wirklich eine Sache, die wir getrost dem Jet-Set und der Crème de la crème überlassen sollten. Wir Krethi de la Plethi täten gut daran, uns mit Hausmannskost wie Sauerstoff und Stickstoff zu begnügen!

Der Standardmensch atmet genau 18mal in der Minute, während es Subspezies wie beispielsweise Jogger locker auf den vierfachen Wert bringen und oftmals gar nicht wissen, wohin sie mit der ganzen Luft sollen. Im anderen Extrem holen Kunstschützen manchmal mehrere Atemzüge lang keine Luft, und durchtrainierte Perlentaucher bleiben fünf Minuten unter Wasser. Ja, einige altägyptische Mumien sollen schon seit beinahe fünftausend Jahren die Luft anhalten.
Zweck der ganzen Atmerei ist es, gehörig Sauerstoff ins Blut zu kriegen, damit wir nicht blau anlaufen. Gleichzeitig werden Kohlendioxid, Wasserdampf und Mundgeruch ausgeatmet. Dazu verästelt sich die Luftröhre in immer kleinere Röhrchen, an denen die Lungenbläschen hängen. Deren Haut ist mit diesen modernen Geweben vergleichbar, die Gase durchlassen und Feuchtigkeit zurückhalten. In den Lungenbläschen findet nun also der Sauerstoffaustausch zwischen Luft und Blut statt. Es kann aber trotzdem nicht reinregnen.
Manch einer, der in der Medizin etwas beschlagen ist, wird hier einige Einzelheiten über die Lunge vermißt haben, etwa, daß sie fünf Lappen hat. Wir halten es hingegen für wesentlich wichtiger, daß alle Lappen eine Lunge haben. Unsere nordischen Freunde übrigens auch. Und die nennen sich mittlerweile Samen, um auch Dummköpfen unmißverständlich klarzumachen, daß sie natürlich

viel mehr als nur fünf sind. – Ebenso hielten wir es für unangebracht, zu erwähnen, daß die Lunge zwei Flügel besitzt, da wir nicht im Fachgebiet unserer ornithologischen Kollegen wildern wollten.

☞ Ein Wort der Warnung

Schon in den fünfziger Jahren haben großangelegte amerikanische Untersuchungen gezeigt, welchen schrecklichen Folgen sich starke Raucher aussetzen: Nikotinfinger, Brandflecke im Teppich, chronischen Silbergeldmangel und einen scheußlichen Geschmack im Mund, wenn man versehentlich die Zigarette an der falschen Seite anzündet.
Nichtraucher dagegen benötigen für die Luftmatratze niemals einen Blasebalg, leben in Freuden ein Leben lang und sind der Krankenkasse ein Wohlgefallen für und für.

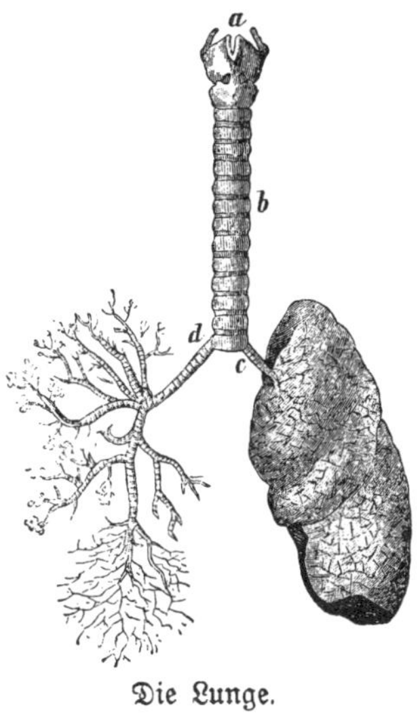

Die Lunge.

Kürzlich ist nun vom Bundesgesundheitsamt, Abt. Angst und Schrecken, der wissenschaftliche Beweis veröffentlicht worden. Das Bild, eine Fotografie nach einem Originalstich, vergleicht den Lungenflügel eines Rauchers mit dem eines Nichtrauchers. Man erkennt deutlich, daß die Nichtraucherlunge (links) zart und filigran aus reinstem Gewebe getrieben ist und insgesamt einen blitzgescheiten Eindruck macht. Wie anders dagegen die Lunge eines Rauchers (rechts)! Unförmig, voller Bläschen und wie ein nasser Sack hängt sie aufgequollen da,

kriegt von den Schönheiten unserer Welt nichts mit und stiehlt dem lieben Herrgott die Zeit.
Welch ein abscheulicher Anblick, nicht wahr? Das wissen die Raucher aber glücklicherweise und verbergen ihre abstoßende Lunge daher schamhaft in der Tiefe ihres Brustkorbes. Lediglich den einen oder anderen Pathologen, dem das Glück hold ist, lassen sie manchmal einen kurzen Blick auf ihre Achilleslunge erhaschen.
Und das reicht auch dicke, finde ich.

Das meistbesungene Organ neben der Leber (»Freut euch der Leber ...«) ist zweifellos das Herz. Einerlei, ob im Deutschen (»Geh' aus mein Herz und suche ...«), im Englischen (»A heart day's night«) oder im Lateinischen, wo man das Herz »cor« nennt und das als »Gefangenen-Cor von Nabucco« weltberühmt wurde. Das hängt sicherlich damit zusammen, daß man in früheren Zeiten im Herzen den Sitz des Gefühls, der Seele und des Infarktes sah. Heute dagegen betrachtet man es eher nüchtern als einen Hohlmuskel, der allerdings beim Bodybuilding nicht trainiert wird, weil man ihn sowieso nicht sieht. Dabei ist das durchaus möglich, wie man an Radrennfahrern sieht, die ein vergrößertes Herz besitzen und sozusagen mit Mega-Herz getaktet sind.

☞ Wie's da drinnen aussieht ...

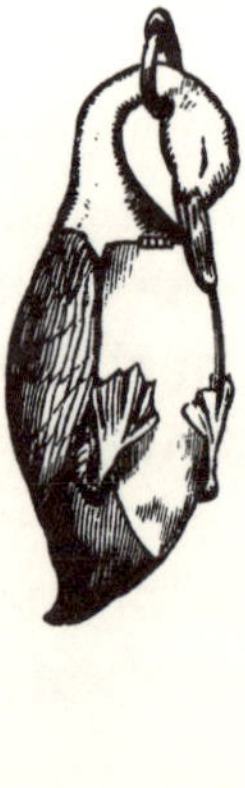
1.

... das wußte noch im Spätmittelalter kein Mensch. In Anlehnung an Aristoteles glaubte man, daß das Herz wie eine Ente gebaut ist (1), und jahrhundertelang stritten die Scholastiker, ob es eher eine Flugente oder einer Stockente ähnele. Natürlich hatte Aristoteles mal wieder unrecht, genau wie mit seiner Lehre vom geozentrischen Weltbild und dem Blödsinn, daß ein Esel, wenn man ihm einen Finger in den Hintern steckt, auf-

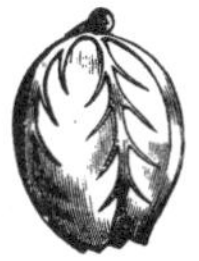

2.

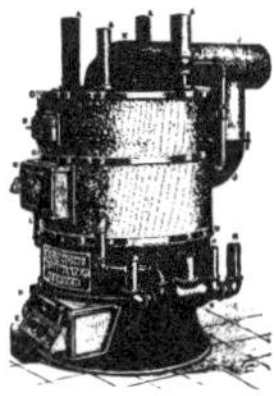

3.

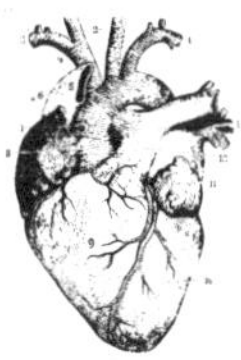

4.

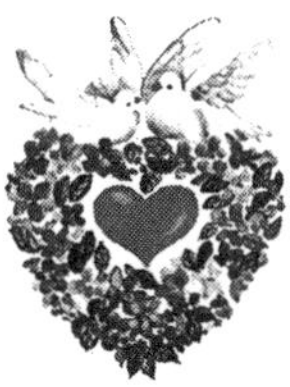

5.

hört zu bellen. Um 1600 entdeckte der Engländer Harvey endlich die Herzkranzgefäße (2), und weil eine Ente keine Kranzgefäße hat, war Aristoteles abserviert. Aber es sollte noch lange dauern, bis die Kenntnis von der Form des Herzens sich allmählich der Realität näherte. Mit der industriellen Revolution entwickelte sich nach und nach eine Vorstellung, die den modernen Erkenntnissen schon recht nahe kam (3), und die von dem großenVirchow grundlegend verbessert wurde (4). Aber erst mit der Verbreitung der Herz-Lungen-Maschinen, die immer komfortabler, schneller und durch Fords Erfindung des Fließbandes für jedermann erschwinglich wurden, setzte sich allmählich das Bild vom Herzen durch, wie wir es heute kennen (5).

Daß die Hauptbeschäftigung des Herzens neben dem Schlagen das Pumpen ist, weiß schon der Volksmund, wenn er merkt, wie Kaffee ihm »auf die Pumpe geht« oder »die Pumpe nicht mehr so recht mitmacht«. Oftmals ist ihm aber gar nicht ganz klar, was es eigentlich pumpt, und er denkt an Geld oder Zigaretten. So ist der Volksmund eben.
Jeder angehende Mediziner jedoch weiß schon, wenn er noch als Nummer in den Computern der ZVS steckt, daß das Herz dem Roten Kreuz ähnelt: es pumpt nämlich Blut. Dazu besitzt es vier Kabäuschen, in denen das Blut hin und her fließt. Man nennt sie Herzkammern und Vorhöfe, und bei jedem Herzschlag passiert etwa folgendes: zuerst ziehen sich beide Herzkammern zusammen, wobei das Blut von der rechten in die Lunge und von der linken in den übrigen Körper gepumpt wird. Dann fließt das Blut aus dem Körper in den rechten Vorhof beziehungsweise aus der

Lunge in den linken, während sich anschließend der linke Vorhof zusammenzieht und das Blut in die linke Herzkammer preßt, beziehungsweise der rechte Vorhof durch Kontraktion Blut in die rechte Herzkammer drückt. Aber das ist so kompliziert, daß es sich mit Worten kaum ausdrücken läßt, das muß man mitgemacht haben.

Auf alle Fälle bleibt festzuhalten, daß unser Herz das Blut durch die Arterien in alle Organe und Körperteile pumpt. Und damit es dort nicht einfach raus und in die Gegend läuft, was nicht nur eine ungeheure Verschwendung, sondern auch ökologisch bedenklich wäre, hat William Harvey 1628 eine clevere Recycling-Methode erfunden: den Kreislauf. Durch die Venen fließt alles Blut wieder zum Herzen zurück, sofern es nicht das oben erwähnte Rote Kreuz vermittels Kanüle in seine Flaschen laufen läßt.

Vielleicht sollten wir an dieser Stelle noch etwas auf das Blut eingehen, das bekanntlich ein ganz besonderer Saft ist. Neben Bier und Alma Dittmanns Apfelnektar womöglich der merkwürdigste. Blut ist nach einhelliger Meinung aller Ernährungswissenschaftler besonders wertvoll, weil es naturtrüb ist. Das liegt daran, daß es eine Unmenge Blutkörperchen enthält. Es gibt rote, weiße und ganz selten auch blaue – das sind rote, die gerade die Luft anhalten. Das ist im Grunde aber illegal, denn die Erythrozyten, wie die roten Blutkörperchen sich in ihrem Idiom selbst bezeichnen, sind eigentlich für einen reibungslosen Sauerstofftransport zuständig. Die weißen Blutkörperchen oder Leukozyten sind die sogenannte Polizei des Körpers: sie vernichten Viren und bekämpfen Bakterien und greifen ein, falls es einmal zu Demonstrationen kommen sollte.

Außerdem enthält das Blut Nährstoffe sowie Artikel des gehobenen Bedarfs wie Hormone und Enzyme, die es im Körper umhertransportiert und da abliefert, wo sie gerade gebraucht werden. Last not least besitzt das Blut ein System, durch das es sich selbst gerinnen lassen kann. Das ist ungeheuer nützlich bei blutenden Wunden, während es bei Thrombosen und Infarkten nicht so praktisch ist. Sollte dieses System einmal versagen, so kann man

die Blutgerinnung auch künstlich erzeugen, indem man den Patienten wie ein Frühstücksei etwa fünf Minuten kocht (für Gourmets: viereinhalb Minuten).
Abschließend sei noch auf die Tatsache hingewiesen, daß Blut im Gegensatz zu Bier oder Alma Dittmanns Apfelnektar, die beide eine herrliche goldgelbe Färbung besitzen, eher zu den roten Säften gerechnet werden muß und von daher leicht mit Grenadine verwechselt werden kann.

Die brennende Frage
Warum wird das Herz eigentlich meistens so ♥ dargestellt?

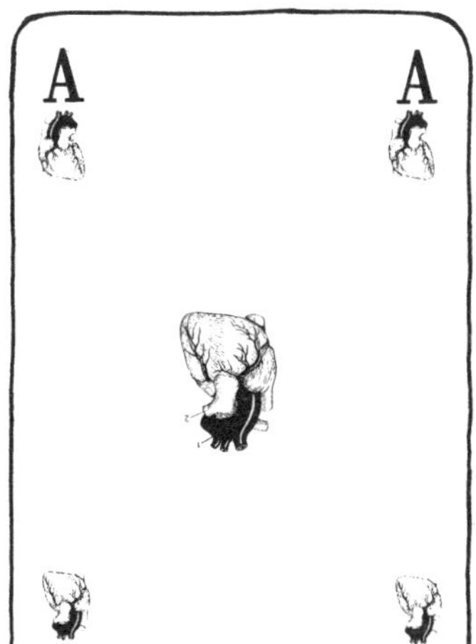

Die Frage verstehen wir nicht ...

VOM DÉCOLLETÉ ZUR DAUERWELLE

Sie befinden sich jetzt hier:

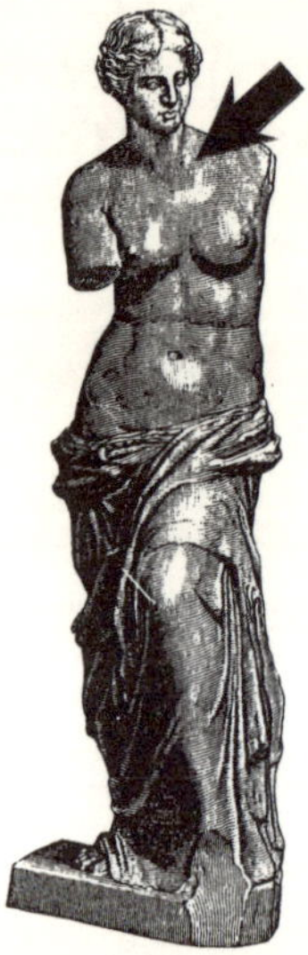

Mittlerweile scheint es uns an der Zeit zu sein, in unseren Ausführungen innezuhalten und uns zu fragen: Wo sind wir jetzt überhaupt? Was wollen wir hier eigentlich? Und wie geht es nun weiter?
Die nebenstehende Abbildung gibt uns einen ungefähren Überblick, und sie zeigt, daß wir im Grunde beinahe durch sind. Es fehlen genaugenommen nur noch die letzten dreißig Zentimeter, oder, präziser ausgedrückt, der Hals und der Kopf nebst Inhalt und Anhangsgebilden.
Der Hals ist eigentlich die einzige echte Sollbruchstelle des Körpers, eine Tatsache, die sich schon die Franzosen bei der Erfindung der Guillotine zunutze machten. Hier laufen alle möglichen Versorgungsstränge – für Luft, Nahrung, Blut usw. – auf engstem Raum zusammen, ein leichtsinniges Konstruktionsprinzip, mit dem beispielsweise kein Flugzeug je die Musterzulassung erhalten würde.
Stabilisiert wird der Hals durch ein paar Nackenwirbel und einige Muskelstränge. Dies ist nun wiederum eine sehr sinnvolle Konstruktion, da eine gegen die Brust baumelnde Nase zumal bei dekolletierten Damen einen etwas lächerlichen Anblick bieten würde, abgesehen davon, daß man beim Gehen dauernd mit dem Hinterkopf gegen Hindernisse stoßen würde.
Ein wichtiger Teil des Halses ist der Kehlkopf, bei Männern auch Adamsapfel genannt. Hier sitzt die Stimmritze, die mit ihren Stimmbändern für die Erzeugung von Lauten und damit – außer

bei Bayern – auch für die Sprache zuständig ist. In einer langen Entwicklungsgeschichte hat unser Kehlkopf gelernt, statt »Grmmpff« auch Wörter wie »Zwetschgenstein« fehlerlos zu produzieren. Dennoch passiert es immer wieder, daß einem, sei es vor Schreck, vor Nervosität oder vor größerem Publikum, das Wort im Halse steckenbleibt. Da hilft dann nur noch psychologisches Einfühlungsvermögen und ein geschicktes Händchen, sonst kann es leicht zu bleibenden Schäden bis hin zum Stimmbruch kommen.

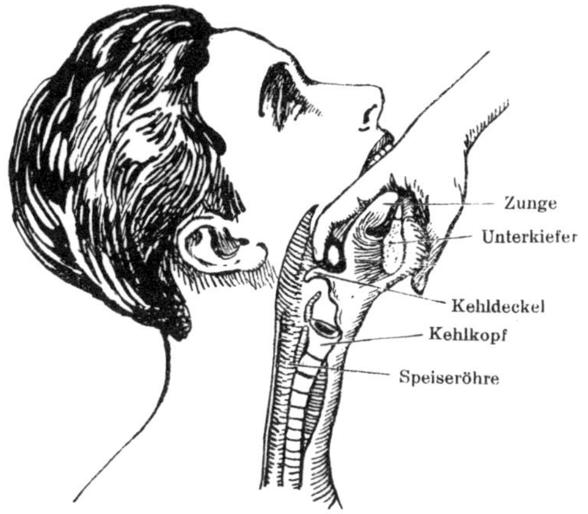

Am Kehlkopf verzweigt sich auch der Schlund des Menschen in die Luft- und in die Speiseröhre, und damit hier kein Durcheinander entsteht, gibt es den Kehlkopfdeckel. Der sorgt dafür, daß beim Atmen oder Schlucken alles die richtige Richtung einschlägt, und insofern ist er auch für das Ersticken zuständig, wenn man einen Bissen »in die falsche Kehle« kriegt.

Vor dem Kehlkopf liegt die Schilddrüse, ein Organ, von dem viele Menschen aufgrund langjähriger Werbekampagnen annehmen, daß es nur in Wellensittichen vorkommt. Irgendwann wundern sie sich dann, daß sie selbst solch ein Ding am Hals haben. Die Schilddrüse produziert einige Hormone, die den Stoffwechsel regulieren und nebenbei dafür sorgen, daß die Augen an der richtigen Stelle im Kopf steckenbleiben. Wenn die Schilddrüse nämlich zu fleißig ist, kommt es zur Basedow'schen Krankheit, die in medizinischen Fachkreisen meistens mit Glubschauge bezeichnet wird.

Unter Nichtmedizinern ist wohl die gigantomanische Spielart der Schilddrüse am bekanntesten, der Kropf. Er kommt nach landläufiger Meinung vor allem an Sennerinnen und im Gebirge vor und

beruht auf einem veritablen Jodmangel, dem aber leicht abzuhelfen ist: entweder schafft man die Sennerin beim sogenannten Almabtrieb zu Tal, oder man mischt ihr Jodkörnchen ins Futter. Die Alpen zu planieren würde einen unangemessen großen Aufwand darstellen.
Nach oben hin schließt sich an den Kehlkopf der Schlund an, dessen bemerkenswerteste Eigenschaft sein Plural ist: Schlünde. Wenn man dieses Wort einige Male vor sich hin sagt, hat man den gleichen lächerlichen Effekt wie bei der Milz (s.o.). Linguistisch gesehen ist der Schlund daher die Milz des Halses. Und damit wollen wir es hier bewenden lassen.

Die brennende Frage
Wo sitzen eigentlich die Mandeln?

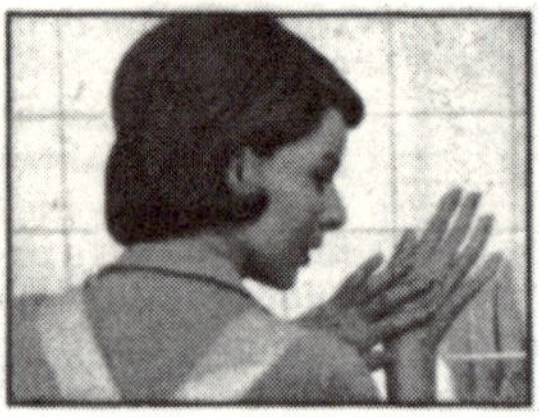

Da nicht.

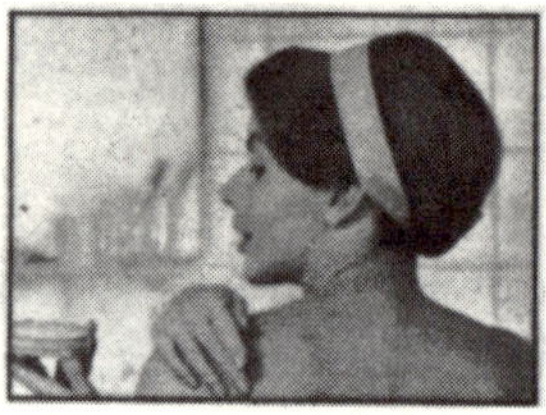

Da auch nicht.

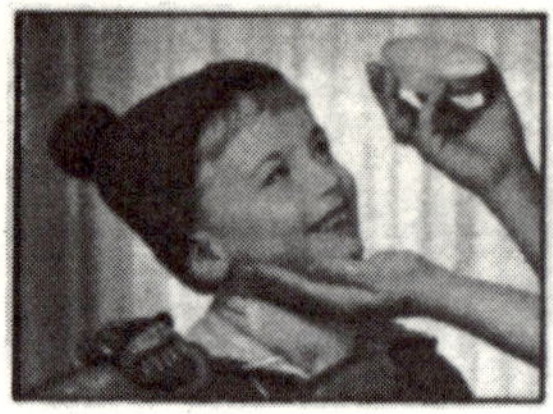

Da schon eher.

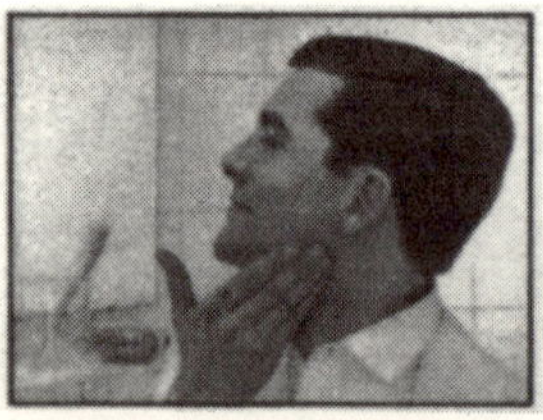

Jawoll. Genau da.

Einzige Einschränkung: nur, wenn sie noch nicht entzündet waren. Denn gebrannte Mandel scheut das Feuer, und dann kann sie auch ganz woanders sitzen.

Inzwischen sind wir bei unserer Exkursion durch den Körper beim größten Loch im Menschen angekommen, dem Mund. Damit es nicht gar zu leer ist, wird es durch die Zunge ausgefüllt. Sie ist vielfältig verwendbar: man kann sie herausstrecken, spitzen, rollen, belegen oder mit Weißweinsauce servieren. Außerdem dient sie zum Lecken und Schmecken. Gerade letzteres macht ihr so schnell keiner nach, wie wir im »Journal für Hals-, Nasen- und Ohrenköche« nachlesen können:

☞ Wer leistet eigentlich die Schmeckarbeit?

Die Wissenschaft hat in den letzten Jahren eine Fülle von neuen Erkenntnissen über den Geschmackssinn des Menschen gewonnen. Bekanntlich sind wir die einzigen Lebewesen, die mit der Gabe des guten Geschmacks gesegnet sind und folglich auch als einzige unter Geschmacksverirrung leiden können. Wie schon frühe Feinschmecker, Fürst Pückler beispielsweise oder Graf Gulasch, vermuteten, steckt diese Fähigkeit in unserer Zunge, die im Unterschied zu anderen Tieren wie dem zungenlosen Klabauteräffchen oder dem hirnlosen Schlickhüpfer direkt am Gehirn angebracht ist.

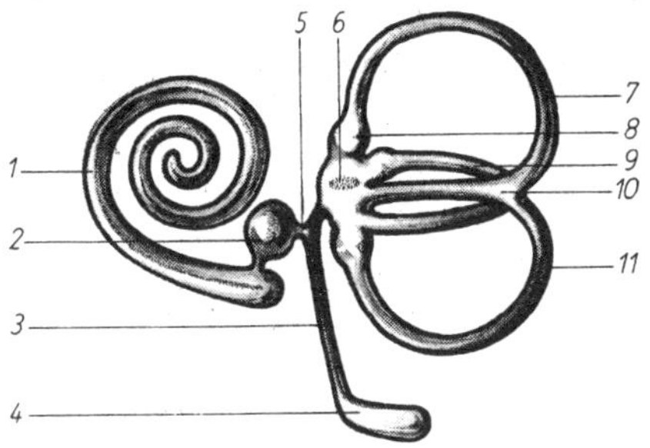

Die Zunge von 1 bis 11 (links der linke, rechts der rechte Zungenflügel, in der Mitte als Größenvergleich ein sehr, sehr kleiner Golfschläger)

Die Zunge besitzt verschiedene Abteilungen für die einzelnen Geschmacksrichtungen: süß ganz an der Spitze, sauer an der Seite und ähbäh in der Mitte. Schmeckt man nun beispielsweise Retsina, so werden die Zonen für Doppelkorn und für Nadelbaum gereizt. Diese geben alles ans Gehirn weiter, das die Geschmäcker

kombiniert und dann mit einem Brechreiz reagiert. Im Falle des Retsina jedenfalls.
Das eigentliche Schmecken machen unsere Schmeckstäbchen, kleine Zapfen, die entweder schwarz-weiß oder Farbe empfangen können. Sie sitzen dicht an dicht, was auch gut so ist, weil man sonst durch die Zunge hindurchgucken könnte. Wenn solch ein Schmeckstäbchen einen Reiz wahrnimmt, sendet es innerhalb von Millionen Sekunden über die Nervenbahnen eine Meldung ans Gehirn: »Obacht! Hier schmeckt gerade was!« Interessant ist, daß sich diese Nerven hinter der Nase kreuzen, so daß wir eigentlich alles spiegelverkehrt schmecken. Lediglich lange Übung vom ersten Milchbrei an läßt uns den Geschmack richtigherum wahrnehmen.
Mit zunehmendem Alter nimmt die Schmeckfähigkeit des Menschen ab. So verzehrt ein Jugendlicher noch ohne weiteres den fadesten Hamburger, während die meisten Vierzigjährigen bereits für eine einfache Erbsensuppe eine Schmeckhilfe, beispielsweise Maggi, benötigen. Und Hundertdreißigjährige sollen so gut wie gar nichts mehr schmecken. Aber darüber sollten wir uns nicht lustig machen, sondern immer daran denken: da kommen wir alle mal hin! Ob es uns schmeckt oder nicht.

Wir haben inzwischen ja mehrere Punkte des menschlichen Körpers kennengelernt, bei denen sich die Natur nicht gerade durch Genialität hinsichtlich der Konstruktion hervorgetan hat. So ist es doch schade, daß die Füße nur nach vorn zeigen – hätte man auch nach rückwärts welche, dann könnte man nicht mehr so leicht auf den Hintern fallen. Und bei der Entwicklung des Gesäßes hätte man sich vielleicht doch die Ausstattung mit ein oder zwei Hautfalten gewünscht, in denen man sicher sein Kleingeld unterbringen kann. Am krassesten aber widersprechen unsere Zähne dem Bild vom vollkommenen Menschen.
Sie sind von Anfang an auf Verschleiß angelegt: die ersten fallen einem schon im Kindesalter raus, die zweiten, wenn man erwach-

sen ist, und die dritten, wenn das Haftpulver nichts taugt. Das Üble an der Geschichte ist, daß jeder Zahn überflüssigerweise seinen eigenen Nerv besitzt, und wir sind überzeugt, daß jeder, der einmal auf dem Zahnarztstuhl saß, sich gewünscht hat, er wäre mit kariesfesten künstlichen Zähnen geboren worden. Einzig der Mensch am anderen Ende des Bohrers ist da vielleicht anderer Meinung.

Zähne bestehen aus einer knochenartigen Substanz, dem Dentin, auf der als Schutzschicht der Schmelz sitzt. Dieser wiederum ist im allgemeinen mit Plaque überzogen. Trotz dieses doppelten Schutzes reagieren Zähne empfindlich auf Säuren, Zucker und Faustschläge.

Nachdem der Mensch die ersten paar Monate zahnlos und sorgenfrei gelebt hat, wächst ihm allmählich das Milchgebiß. Es besteht lediglich aus zwanzig Zähnen, quasi zum Üben. Später dann, wenn er groß genug ist, um dem Ernst des Lebens ins unerbittliche Auge zu sehen, erhält er seinen vollständigen Satz von 32 Zähnen. Dieses Prinzip findet man in der Natur öfter: so haben junge Zahnräder häufig nur fünf, sechs Zähne, alte ausgewachsene dagegen bis zu einigen Dutzend.

Auf einen speziellen Zahn wollen wir hier etwas näher eingehen, den Weisheitszahn nämlich, der als Nachzügler durchbricht und eigentlich keine rechte Funktion hat, außer allmählich zu vergammeln. Seinen Namen hat er von den Zahnärzten erhalten, weil in diesem Zahn die ganze Weisheit der Natur sichtbar wird: die Dentisten säen ihn nicht, aber sie ernten ihn trotzdem, und der Herrgott ernährt sie und ihre halbe Praxis damit.

Wenn wir nun den Mund verlassen und uns etwas umsehen, stellen wir fest, daß wir uns beinahe mitten im Gesicht befinden. Wir ersparen uns hier eine nähere Beschreibung oder gar eine Abbildung und verweisen den Leser auf einen Blick in seinen Badezimmerspiegel. Wenn alles so ist, wie es sein sollte – was wir für den Leser hoffen –, wird er ein Antlitz oder, je nachdem, eine Visage erblicken, aus deren Mitte ein Knorpel hervorragt. Das ist die Nase.

Die brennende Frage
Was passiert eigentlich, wenn wir an drei Himbeeren riechen?

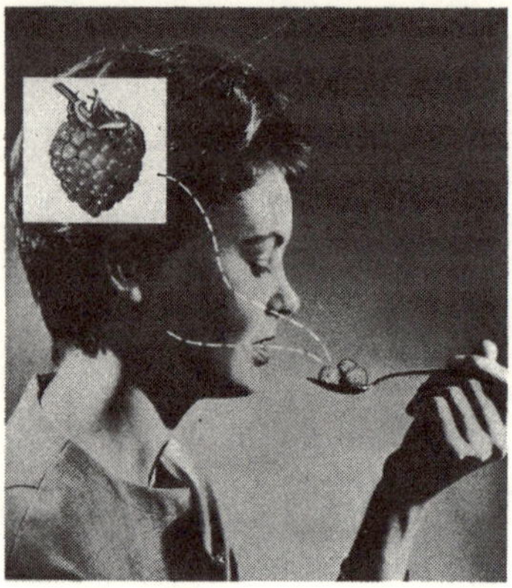

Das kommt ganz darauf an. Riechen wir durch die Nase, so schlängelt sich der Duft an Wangenknochen und Schläfe vorbei bis zum Gehirn, das, wie unser Schaubild zeigt, übrigens die Form einer Himbeere hat. Dort entsteht dann die Geruchsempfindung »Himbeere«.
Atmen wir aber durch den Mund ein, so prallt der Geruch schon bald gegen das Gaumensegel, und wir riechen »Gaumensegel« und lassen entsetzt den Löffel mit den Himbeeren fallen.

Sie hat mehrere wichtige Funktionen im Alltagsleben und insbesondere beim Essen eines Big Mac. Erstens sorgt sie dafür, daß wir riechen, was wir gerade verspeisen (leider!), zweitens, daß wir dabei noch Luft kriegen und drittens, daß uns unsere Brille nicht vor den Mund rutscht und womöglich zerbissen wird.

Die meisten Menschen benutzen ihre Nase in erster Linie zum Riechen. Dafür sind spezielle Zellen im oberen Nasenbereich zuständig, die in der Lage sind, das gesamte Geruchsspektrum von duftend über stinkend bis Kölnisch Wasser zu erkennen. Diese Fähigkeit ist individuell unterschiedlich ausgeprägt und manche Menschen riechen überhaupt nicht gut. Das fällt in überfüllten Straßenbahnen immer wieder auf.

Die äußere Form der Nase ist, wie wohl jeder schon festgestellt hat, ungeheuer mannigfaltig. Wir möchten an dieser Stelle dem Gerücht energisch entgegentreten, daß man von der Nase eines Mannes auf seinen Johannes schließen könne. Nach den Regeln der Logik sollte dann nämlich auch der Umkehrschluß gültig sein, und Herren, die etwas Pimmelähnliches im Gesicht tragen, sind sehr, sehr rar.

Inzwischen haben wir immerhin schon drei Sinne des Menschen

☞ **Der Große Sehtest**

Sind Sie farbenblind?

Betrachten Sie diese Abbildung etwa eine Minute lang genau. Welche Zahl erkennen Sie?

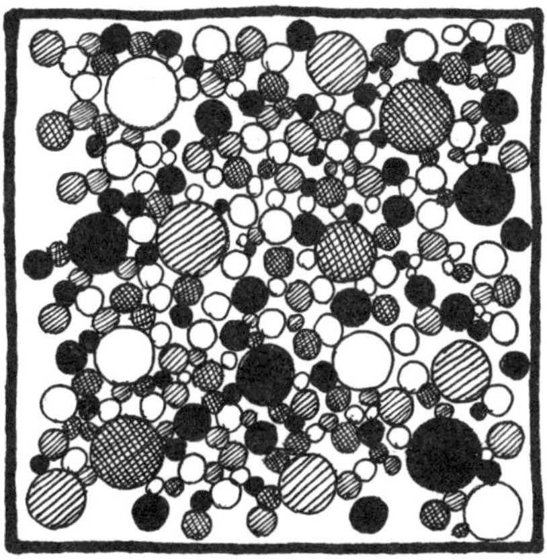

Eine 1: Sie sind rot-grün-blind
Eine 2: Sie sind blau-gelb-blind
Eine 3: Sie sind blau-grau-blind
Eine 4: Sie sind lila-violett- blind
Keine der Zahlen: Sie sind schwarz-weiß-blind

besprochen, den Geschmackssinn, den Geruchssinn und den Unsinn, und nun kommen wir zum vierten, den viele für den wichtigsten halten, weil sonst das Fernsehen nicht funktionienieren würde: das Sehen. Dabei fällt Licht durch die Pupille, wird gebündelt und trifft auf die Netzhaut, wo es in den Sehstäbchen in Strom umgewandelt wird und über den Sehnerv das Gehirn erregt. Ganz besonders elektrisierend wirken Bilder mit pornographischem Inhalt.

Die Pupille paßt sich außerordentlich gut den Lichtverhältnissen an, d. h., sie ist in der Lage, im Dunklen durch Vergrößerung mehr Licht einfallen zu lassen. Das kann man sehr schön beobachten, wenn man ins Helle blickt und den Umriß der Pupille mit einem roten Filzstift auf seiner Hornhaut markiert. Schaut man danach in Dämmerlicht, so sieht man einen schönen roten Kreis im Vordergrund.

Es dürfte allgemein bekannt sein, daß unser Auge ein rechter Schelm ist und uns nicht selten narrt. Wenn das glückt, spricht man von einer optischen Täuschung, im anderen Falle ist immerhin der Tatbestand des versuchten Betruges erfüllt.

☞ Vom Wesen der optischen Täuschung

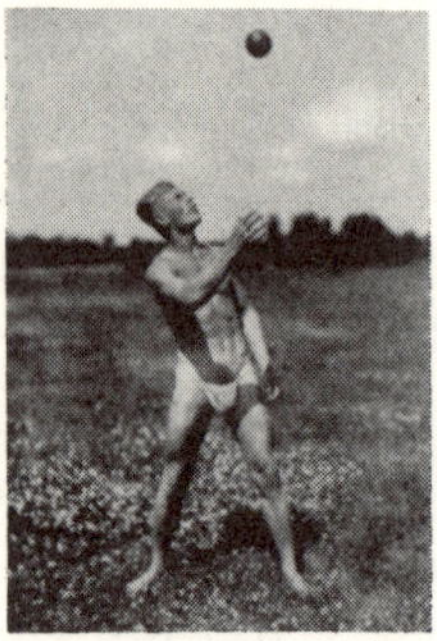

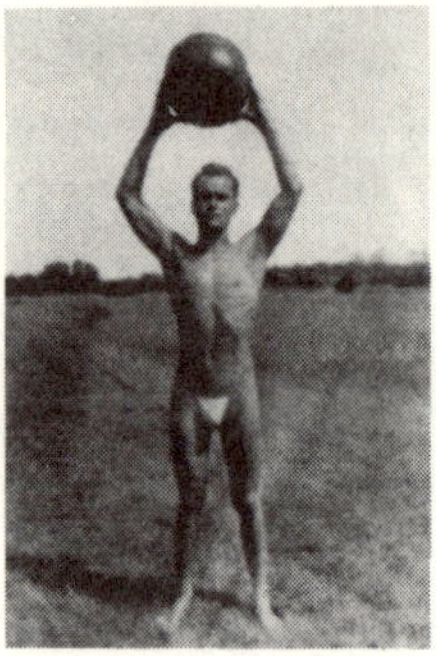

Die optische Täuschung ist so alt wie die Menschheit (Adam damals: »Zwei Äpfel? Ich glaub, ich seh nicht richtig!«). Sie unterscheidet sich von der akustischen (Adam damals: »Was? Du hast nach dem Apfel Schlange gestanden?«) und der bewußten Täuschung (Adam damals: »Das mit dem Apfel war ich nicht! Das war Newton mit seiner Schwerkraft.«) dadurch, daß man sie nur sehen kann.
Eine beliebte optische Täuschung ist beispielsweise, daß man einmal etwas sieht und einmal nicht. Kneifen Sie doch bitte ein Auge zu und sehen sich dieses a an. Wenn Sie weit weg sind, wirkt es winzig, unscheinbar und wie ein zu klein geratenes a. Nun kommen Sie ganz nahe und schon wirkt es überwältigend, gigantisch und genauso wie ein zu groß geratenes a. Wenn Sie aber Ihren Finger zwischen das a und Ihr Auge Halten, dann ist es verschwunden! So sind optische Täuschungen!
Die häufigste optische Täuschung aber hat jeder von uns schon einmal gesehen. Sie stammt von unserer Sonne. Tagsüber verhält sich das Zentralgestirn unscheinbar, ist klein, mickrig, und man sieht es kaum. Wird es aber Abend und die Sonne geht unter, dann plustert sie sich auf, wird größer und macht einen rechten Affen. Denkt man. Tut sie aber nicht.

Die Sonne bleibt immer gleichgroß! Tagsüber hat man nämlich keinen Bezugspunkt. Vergleichsmöglichkeit nennen das die Sonnenforscher. Egal, ob sie also so groß ist wie ein Markstück oder wie ganz Berlin, wir würden das überhaupt nicht mitkriegen. Ein Beispiel aus dem Alltag: auf beiden obenstehenden Bildern sind ein Mann und ein Ball zu sehen. Einmal wirft er ihn hoch, einmal hält er ihn in der Hand. Sehen Sie den Unterschied? Genau, beim erstenmal fehlt der Bezugspunkt. Da ist der Ball ganz winzig. Und die optische Täuschung riesengroß!

Weil es auf Dauer lästig werden kann, immer gucken zu müssen, wurden die Augen praktischerweise beide mit Deckeln zum Zuklappen ausgestattet, den Lidern nämlich. Obwohl es anderslautende Gerüchte gibt, haben übrigens auch böse Menschen welche. Abgesehen davon, daß ohne Augenlider das Schlafen reichlich unbequem wäre – man müßte sich permanent die Augen zuhalten –, wären so nützliche Dinge wie Kimme und Korn oder Lidschatten reichlich überflüssig, wenn wir diese zweckmäßigen Klappen nicht hätten.
Darüber hinaus haben die Lider ihre Bedeutung als biologische Uhr. So ist der »Augenblick« als Zeiteinheit zwischen einer Sekunde und vier Stunden wohl jedem bekannt. Er soll allerdings demnächst durch das international gebräuchliche »Nu« abgelöst werden.

Als Service:

Das Kästchen zum Augenausruhen

»Wo ein Auge ist, da sind die Ohren nicht weit!« sagte schon Augustinus, der Vater des Sehtests und der Ohrenbeichte. Und er

hatte recht. Kaum eine Handbreit neben jedem Auge sitzen an jeder Seite des Kopfes die Ohren, Schalltrichter, die alle Arten von Geräuschen, seien es Töne, Dezibele, Frequenzen oder ganz einfach Krach, ins Innere unseres Hörapparates leiten.
Dort wird der Lärm über Trommelfell, Hammer, Amboß und Steigbügel in einen Nervenreiz umgewandelt. Man erkennt an der Benennung, daß das Innenohr im Zeitalter des Pferdes entdeckt worden sein muß. Heutzutage hätte man sicherlich Ausdrücke wie Radkappe, Bremse, Kupplung und Verteilerfinger gewählt. Ebenso antiquiert ist die Bezeichnung für die Schnecke, das ist der Teil des Ohres, der dafür sorgt, daß uns beim Hören nicht schwindlig wird.

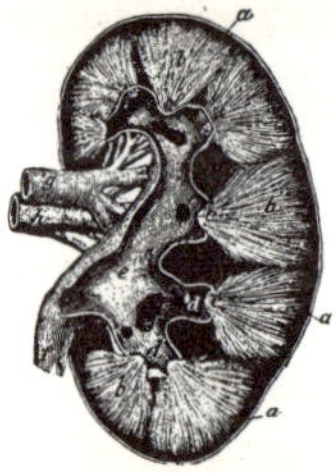

Abb. 1

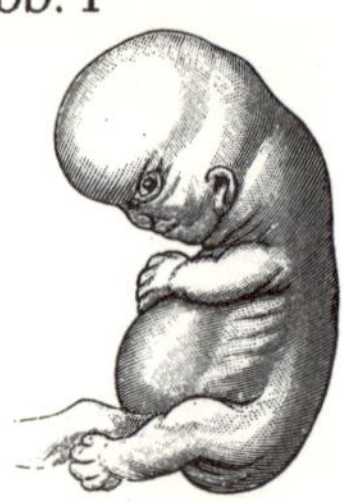

Abb. 2

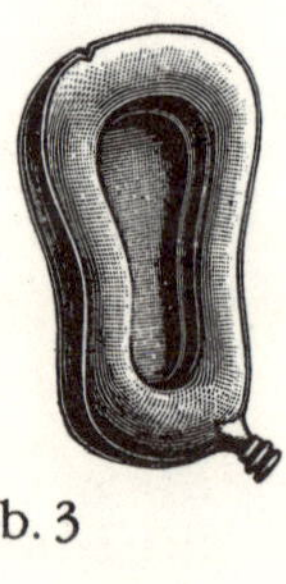

Abb. 3

☞ Zeige mir Dein Ohr, und ich sage Dir, wer Du bist ...

Aus den Handlinien eines Menschen soll man ja bekanntlich ganz deutlich seinen Charakter herauslesen können. Ebenso sind geübte Graphologen in der Lage, aus der Handschrift alles über eine Person herauszulesen. Besonders wenn es sich um das Manuskript einer Biographie handelt.
Weniger bekannt ist, daß man auch an der Form des Ohres das Wesen eines Menschen erkennen kann. Ist die Ohrmuschel beispielsweise stark gegliedert und besitzt dazu noch einen doppelten, ausgeprägten Gehörgang (Abb. 1), so neigt die daranhängende Person zu Krankheiten und hat mindestens eine Nierentransplantation hinter sich. Eine Ohrform wie in Abb. 2 deutet auf ein unreifes Wesen und eine gewisse Kindsköpfigkeit

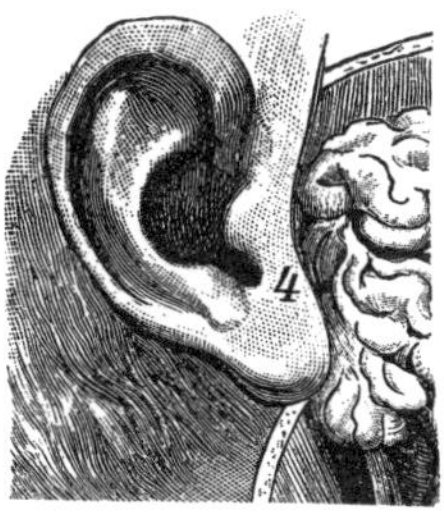

Abb. 4

hin, besonders wenn das Ohr an einem Kindskopf sitzt. In Abb. 3 wird ein Ohr gezeigt, das einen glatten, gummiartigen Charakter kennzeichnet. Solch ein Mensch braucht ein Ventil, um öfter mal Dampf abzulassen. Die übelste Ohrform ist in Abb. 4 dargestellt: sie läßt auf Hoffart, Geiz, Unkeuschheit, Neid, Völlerei, Zorn und Trägheit schließen. Hüten Sie sich vor solchen Ohren!

Manch einer hat sich vielleicht schon einmal gefragt, was eigentlich zwischen den Ohren sitzt. Und manch ein Mediziner kann die Antwort ohne große Schwierigkeiten aus dem Ärmel schütteln: das Gehirn. Hier ist die Zentrale unseres Körpers, hier läuft alles zusammen: der große Schmerz, wenn uns ein Zahn gezogen wird, ebenso wie der kleine, wenn uns ein Haar ausfällt, die Information unserer Augen, ob gerade was in Sicht ist, wie die Meldung unseres Magens, daß uns momentan speiübel ist. Unser Gehirn kann denken, lesen, schreiben, rechnen und erschüttern. Es steuert unsere Bewegungen, organisiert unsere Sprache und ist zuständig, wenn wir verrückt werden. Eine rechte Wundertüte der Natur!
Und ein Meister der Koordination. Wir können beispielsweise Auto fahren, Radio hören und knutschen – und das alles gleichzeitig! Wissenschaftler, die versucht haben, das Gehirn als Mikrochip nachzubauen, sind bisher kläglich gescheitert. Meistens haben sie nicht einmal geschafft, dem Computer auch nur das Knutschen beizubringen.
Verblüffenderweise kann sich das Gehirn aber auch außerordentlich spezialisieren. So schrieb Friedrich Schiller zwar ganze Dramen aus dem Kopf, war aber andererseits »zu dumm«, wie wir heute sagen würden, um auch nur die Anfangsgründe der nichteuklidischen Geometrie zu begreifen. Und ein oberbayrischer Dorfdepp ist in der Lage, ein gewöhnliches Telefonbuch, das er

nur einmal flüchtig angesehen hat, innerhalb kürzester Zeit durchzureißen. Oder, als letztes Beispiel, der Mathematiker Alfred Forberg: er konnte alle damals bekannten Zahlen auswendig hersagen, verwechselte aber dauernd mir und dir.

Die brennende Frage
Wie kann sich der Mensch eigentlich alle Zahlen merken?

Die Wissenschaftler haben festgestellt, daß es im Gehirn bestimmte Regionen gibt, die für die Zahlen eins bis 15 zuständig sind (vgl. Abb.). Wie wir uns aber die Zahlen 16 bis 435.688 merken, ist noch recht unerforscht. Sicher ist bisher lediglich, daß dann andere Organe zur Hilfe kommen. Nach der Entfernung der Milz zum Beispiel hat ein Patient auch die Zahl 51.439 vergessen!

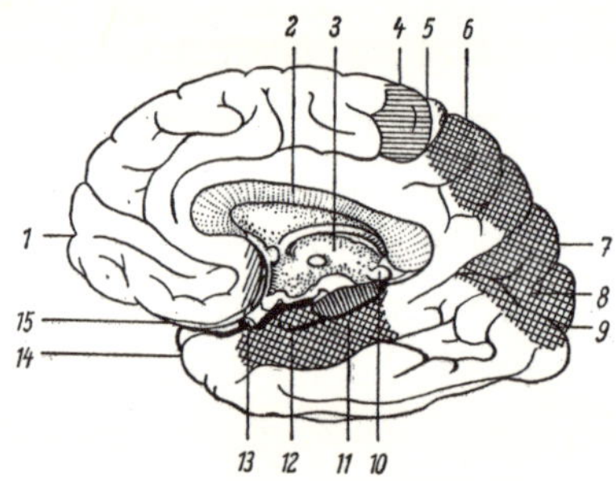

Aber das Gehirn ist nicht nur für den Alltagskram da. In ihm stekken auch unsere Gefühle, unser ganzes Denken und Trachten, kurz, unser Bewußtsein und unsere Persönlichkeit. Genauer gesagt: im limbischen System, einem Gehirnteil, den man erreicht, wenn man sich mit dem Drillbohrer von der Nasenwurzel aus eine Handbreit in Richtung Zentrum vorarbeitet.
Seit Siegmund Freud ist bekannt, daß es das Freud'sche Persönlichkeitsmodell gibt: wir sind gar nicht wir, sondern mehrere wirs, nämlich die Wirs, die Esse und die Über-Wirs, oder, jeder für sich, das Ich, das Es und das Über-Ich. Dabei ist das Über-Ich so eine Art Kommandeur, das Es ein kleines Ferkel, und das Ich kann sehen,

daß es mit beiden einigermaßen klarkommt. Und das ist zuweilen nicht einfach.

> ***Die Welt ist ungerecht!***
>
> *Es trafen in der Kneipe sich*
> *das Es, das Ich, das Über-Ich.*
> *Das Es, das soff bis zum Erbrechen,*
> *das Ich bezahlte dann das Zechen,*
> *das Über-Ich, der arme Tropf,*
> *hat später dann den dicken Kopf.*

Das nebenstehende Demonstrationsgedicht, das aus dem Nachlaß Freuds herauspräpariert wurde und jetzt in der pathologischen Sammlung der Charité aufbewahrt wird, sollte die Verhältnisse einigermaßen verdeutlichen. Sicherlich wird jetzt den einen oder anderen Leser oder vielleicht auch den ganz anderen, der sich aus einem fremden Buch hierher verirrt hat, brennend interessieren, was für eine Persönlichkeit er ist. Deshalb beschließen wir dieses Kapitel mit unserem großen Persönlichkeitstest:

☞ WAS BIN ICH?

Sehen Sie sich die Abbildung A dreißig Minuten lang intensiv an. Was empfinden Sie?

1) Die Dame hat ein Reißen im Bein. (2 Punkte)
2) Die Dame reißt sich am Riemen. (4 Punkte)
3) Der Dame ist der BH verrutscht. (6 Punkte)
4) Der Herr kontrolliert den korrekten Sitz der Hüfte. (8 Punkte)
5) Dreißig Minuten sind eine verdammt lange Zeit. (10 Punkte)

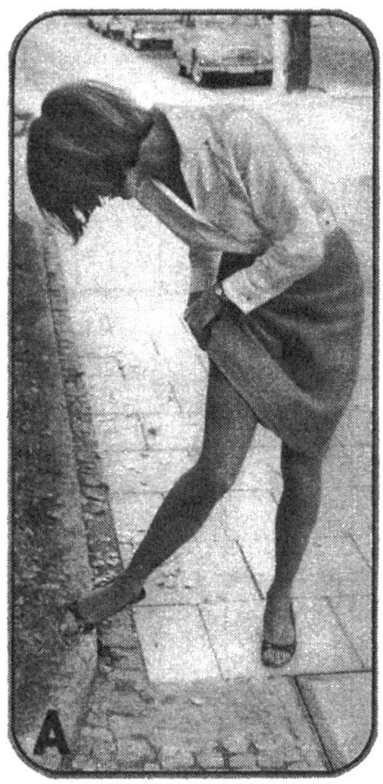

AUFLÖSUNG:
0–4 Punkte: Sie sind ein Typ, der immer noch auf Psychotests reinfällt, obwohl er es eigentlich besser wissen müßte.
5–9 Punkte: Sie sind aber auch zu blöde! Oder warum machen Sie sonst einen Psychotest mit?
10–94 Punkte: Sie sind ein starker Charakter, wenn Sie es schaffen, dreißig Minuten lang ein Bild anzustarren. Aber auch saudämlich.

VOM HAARAUSFALL ZUM SCHLAPPEN KEHLKOPF

Was der flüchtige Leser – und auch den wird es geben, obwohl uns schleierhaft ist, wie jemand vor diesem herrlichen Buch fliehen kann –, was dieser Leser also nicht bemerkt haben wird: wir befinden uns hier an einem Wendepunkt, haben wir uns doch am gesunden Menschen hinaufgehangelt und sind jetzt drauf und dran, am kranken wieder abwärts zu wandern.

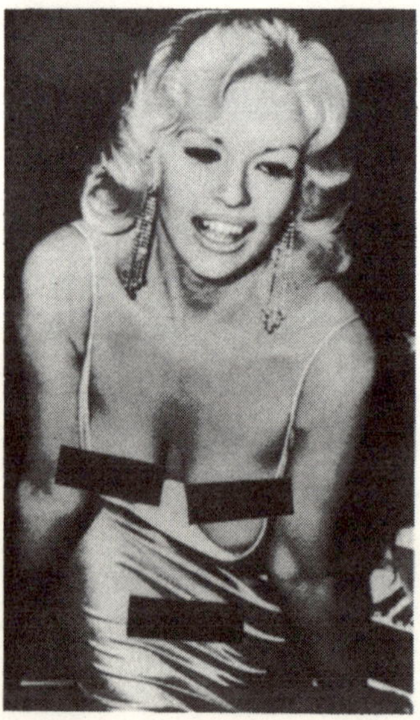

Da ist es nur recht und billig, einen Augenblick innezuhalten und ein wenig Allotria zu treiben, um uns anschließend mit erfrischtem Gemüt wieder ans Werk zu machen. Und was gibt es Erfrischenderes für Geist und Seele, als ein hübsches Bild zu betrachten? Wie jeder verstehen wird, mußten wir die üblichen schwarzen Balken einfügen, um die Seriosität des Buches nicht zu gefährden.
... So, noch ein letzter Blick. Jetzt wird mit dem kranken Menschen angefangen!

Vorsorglich müssen wir aber kurz vorausschicken, daß der interessierte Leser nicht enttäuscht sein sollte, wenn er nicht an allen hier beschriebenen Krankheiten leidet. Auch wenn er sich nur in sieben, acht Fällen angesprochen fühlt, sollte er alles mit Aufmerksamkeit durchlesen, denn, um eine Formulierung des großen Virchow zu benutzen, man weiß schließlich nicht, was die Zukunft noch bringen kann.
Schon den altbabylonischen Priesterheilern war bekannt, daß auch der kranke Mensch oben anfängt, und wir wollen uns dieses uralte Wissen zunutze machen und beim Kopf beginnen. Während die Spitze des Menschen normalerweise mit dichtem Haar bedeckt ist, gibt es Fälle, in denen alles anders ist. Vor der Diagnose sollte allerdings eine gründliche Anamnese durchgeführt werden, weil als Ursache nicht selten keine Erkrankung, sondern ein inkompetenter Friseur zugrunde liegt.

☞ Mann hat se – die Glatze!

Manche Krankheiten schlagen gern geschlechtspezifisch zu. Der Gebärmuttervorfall zum Beispiel ist bei Männern kaum verbreitet, während das Fehlen des Haupthaares, wie die Glatze in der Sanften Medizin auch genannt wird, bei Frauen eher selten ist und fast nur coiffeurogen im Gefolge einer durchlittenen Dauerwelle auftritt.
Lange war man der Ansicht, daß bei Männern der Schädel zeitlebens weiterwachse und die Dehnung der Kopfhaut den Haarausfall auslöse. Das schienen auch die schönen Erfolge einiger Indianerstämme bei der Herstellung von Schrumpfköpfen, die immer prächtige Haarbüschel hatten, zu bestätigen. Infolgedessen versuchte man durch zum Teil energische Methoden wie Gehirnabsaugen das Schädelvolumen zu verringern oder mittels ausgeklügelter Apparaturen den Kopf zusammenzupressen (s. Abb.). Es nützte aber alles nichts, außer daß es der Entwicklung der Kopfschmerztablette entscheidende Impulse gab.

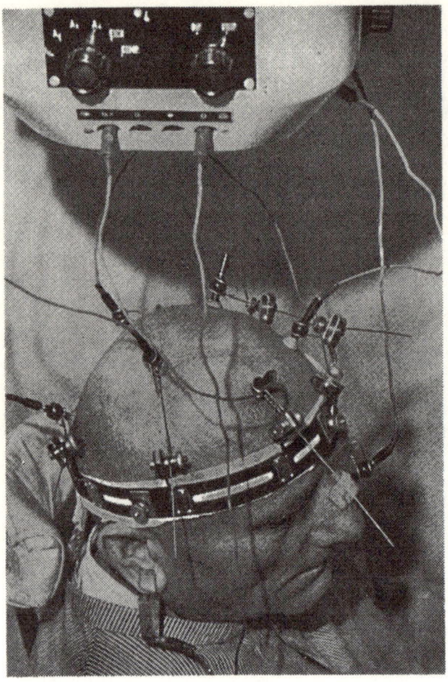

Man fand irgendwann nämlich heraus, daß das männliche Hormon Testosteron an der Glatze schuld ist. Und gegen sein Hormon kann keiner an. So wurde die alte Hetärenweisheit bestätigt, daß das, was auf dem Kopf fehlt, in der Hose steckt. Trotzdem versuchte man, mit hochdosierter Östrogenbehandlung den Haarwuchs wieder anzukurbeln, aber aus Kostengründen setzte sich diese Methode nicht richtig durch. Mit wachsender Haarlänge war nämlich alle Naslang ein größerer BH fällig. Und das geht ins Geld. Deshalb sollte man eine Glatze nicht stören und sie in Ruhe ihrer naturgewollten Beschäftigung nachgehen lassen: den Dutzenden von Schwindelfirmen mit all ihren obskuren Mittelchen ein auskömmliches Einkommen zu bescheren.

Nach übereinstimmender Ansicht der WHO, vieler Philosophen und etlicher Aphoristiker ist es aber beim Kopf nicht so wichtig, was drauf ist, sondern was drin ist. Und das können beispielsweise Depressionen, Neurosen, Psychosen und Verschrobenheit sein. Oft gehen sich die vielen Gehirnzellen aber auch schlicht nur auf die Nerven.

☞ Die Gedankenflucht

Zuweilen mag es geschehen, daß wir gerade über etwas grübeln oder an etwas bestimmtes denken, und schwupps! ist der Gedanke plötzlich verschwunden, und wir überlegen stattdessen beispiels-

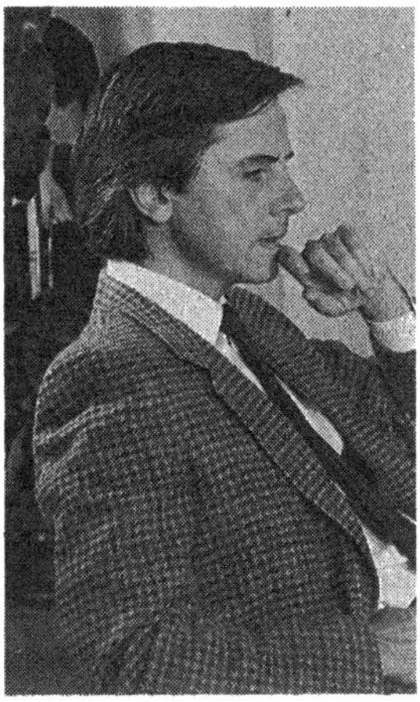

weise, wie man eigentlich Sauerkraut herstellt. Diese Gedankenflucht kann eine lebensgefährliche Krankheit sein, wenn man eben darüber nachdenkt, wo beim Fallschirm eigentlich die Reißleine ist. Normalerweise heilt die Gedankenflucht aber gut ab.
Sie kommt zustande, wenn ein Gedanke fragwürdigen liberalen Parolen erliegt (»Die Gedanken sind frei!«) und einfach ausrückt. Meist kommt er nicht weit, weil er in der Aufregung schon bei der nächsten Gehirnwindung aus der Kurve fliegt und wieder eingefangen werden kann. Hin und wieder entkommt er aber doch, weil man gerade die Herstellung von Sauerkraut im Kopf hat, und vagabundiert eine Weile herum, bis er, ohne Proviant und Wanderkarte, irgendwann erschöpft in einer Ecke des unübersichtlichen Großhirns aufgegriffen wird.
Die Therapie der Gedankenflucht besteht in der Regel darin, daß man täglich ein Löffelchen voll Vitamin ABC, das übrigens, äh, auch in Sauerkraut ... da fällt mir ein, wie wird Sauerkraut eigentlich ...

Gott sei Dank haben alle diese Leiden einen Vorteil, der sie schon wieder sympathisch macht: sie tun nicht weh. Das ist nämlich das Störende am Kopfweh, das sehr selten wäre, wenn es nicht so schmerzen würde.
Der Kopfschmerz ist eine der weitverbreitetsten Krankheiten in Mitteleuropa überhaupt. Von zwei Deutschen geben drei an, daß sie schon einmal darunter gelitten haben, oder, wenn sie nicht litten, ihn doch als unangenehm empfanden.
Der Kopfschmerz kann ziehend, reißend, bohrend, stechend, schneidend oder klopfend sein. Er ist damit die manuell geschickteste Krankheit überhaupt. Für den Kopfschmerz kann es tausend

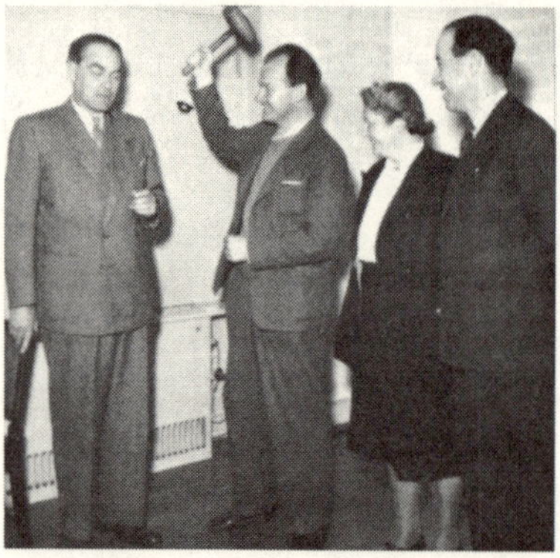

Ursachen geben, meistens liegt es aber daran, daß es weh tut.
Bei der Bekämpfung des Kopfschmerzes sollte man immer erst zu harmlosen Hausmitteln greifen. Oft reicht eine kalte Kompresse auf der Stirn oder ein kleines Nickerchen. Manche schwören darauf, daß Zähnezusammenbeißen das beste Mittel ist. Ausgezeichnet hilft auch Ablenkung, indem man beispielsweise ein schönes Bild betrachtet und dabei etwas meditiert. Erst wenn alles nichts nützt, sollte man zur Tablette greifen. Wenn man sie eine Weile betrachtet und dabei meditiert, verschwindet der Kopfschmerz meistens in Windeseile.
Noch ein Tip: bei klopfendem Kopfschmerz reicht es manchmal, wenn man seinem Gegenüber den Hammer wegnimmt.
Der menschliche Kopf ist ein höchst komplexes Gebilde, das mit seinen Abermillionen winzigen Nervensträngen, seinen unzähligen Verschaltungen und seiner enormen Arbeitsgeschwindigkeit in manchen Fällen an die Leistungsfähigkeit eines Computers heranreicht. Seit einigen Jahren arbeiten etliche Forschungsgruppen sogar daran, eine gewisse natürliche Intelligenz zu schaffen. Jeder, der weiß, wie leicht ein Computer von Viren befallen wird oder abstürzen kann, der wird sich ausmalen können, daß auch bei einem empfindlichen System wie dem Kopf eine Unzahl von Krankheiten möglich sind.
Am schlimmsten ist es, wenn der wichtigste Sensor, das Auge, betroffen ist. Nicht umsonst gibt es die Fachrichtung der Augenärzte, die sich allein auf das Auge spezialisiert haben, während zum Beispiel die praktischen Ärzte für die gesamte doch sehr umfangreiche Praxis zuständig sind.
Die gängigsten Augenerkrankungen sind die Netzhautschäden, die Entzündungen, das Kammerflimmern, die Fettaugen, und der Grüne Star, der Graue Star, der Nahsichtstar sowie der Fernseh-

star. Für den exklusiven Geschmack gibt es dann auch noch den Silberblick oder das exotische Trachom.
Die Behandlung der Augenkrankheiten erfolgt meist nach dem Schema: Augentropfen und, wenn die nichts nützen, Brille; wenn auch die nicht hilft, ist die Augenklappe an der Reihe und endlich die Operation; ultima ratio ist schließlich der Blindenstock.

☞ Sehen Sie mal nach Ihren Augen!

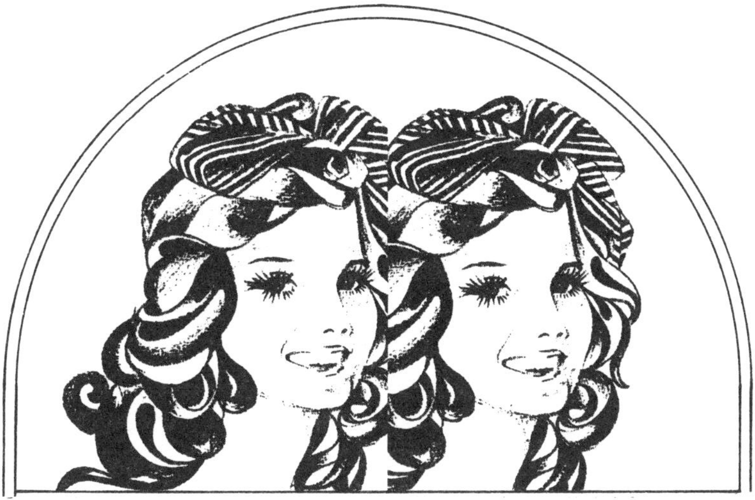

Gerade heutzutage, wo es so viel zu sehen gibt, sind unsere Augen gefährdet, und es kommt oftmals zum Doppeltsehen. In diesem Fall kneifen Sie am besten ein Auge zu. Sollte das auch nichts nützen, so hilft es manchmal, wenn Sie das andere auch noch zukneifen. Oder Sie lesen einfach woanders weiter.

Gerade heutzutage, wo es so viel zu sehen gibt, sind unsere Augen gefährdet, und es kommt oftmals zum Doppeltsehen. In diesem Fall kneifen Sie am besten ein Auge zu. Sollte das auch nichts nützen, so hilft es manchmal, wenn Sie das andere auch noch zukneifen. Oder Sie lesen einfach woanders weiter.

☞ Grenzen eines Optikers

»Die heutigen Brillenmodelle«, sagte Optikermeister Hallermann einmal, »sind noch nicht das Gelbe vom Ei!« Irgendwie blieb dieser Satz in seinem Gedächtnis haften, und als er eines Tages einem kurzsichtigen Wassersportler eine Taucher-Lese-Brille verpaßt und absolut nichts besseres mehr zu tun hatte, machte er sich an die Konstruktion einer Superbrille.

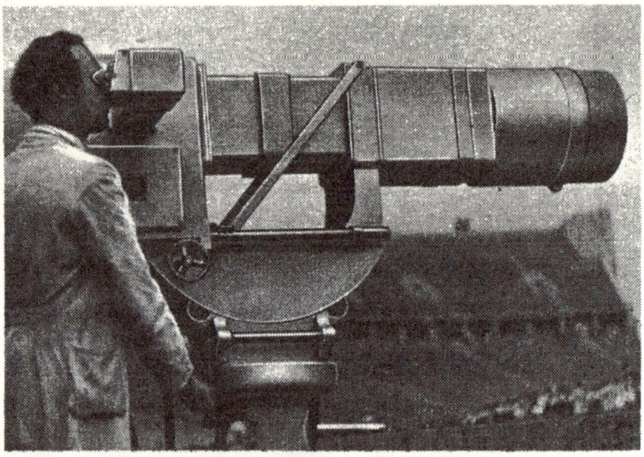

Einziger Nachteil der Brille: ein Bügel, der das Gerät sicher an den Ohren fixiert, muß erst noch erfunden werden. Einstweilen befestigt Hallermann seine Superbrille daher auf einem Stativ mit Betonfundament. Der große Vorteil der Konstruktion: man kann hindurchsehen.
Ob aus Hallermanns Plan, das Gerät als Kontaktlinse auf den Markt zu bringen, etwas wird, muß man allerdings erst abwarten.

Die bekannteste Augenkrankheit ist nach einer Blitzumfrage von Infas (»Welche Krankheit würden Sie wählen, wenn sie am Sonntag krank sein müßten?«) das Gerstenkorn. Es kann einen immer und überall treffen, sogar dann, wenn man schon ein anderes Augenleiden hat. So ist von den Hühnern überliefert, daß auch blinde ein Gerstenkorn haben können. Überdies kann es auch an beiden Augen auftreten. Man spricht dann vom allgemein bekannten Doppelkorn.
Das Gerstenkorn ist ein kleines Eiterpickelchen auf dem Lidrand, das man mit warmen Umschlägen oder Rotlicht schön zu einer gewaltigen Pustel reifen lassen kann. Zum Ernten braucht man sie dann nur noch scharf anzusehen, damit sie platzt, wobei man darauf achten sollte, daß das nicht ins Auge geht.

Die brennende Frage:

Für jeden, der sich eine Brille zulegen muß, stellt sich die schwerwiegende Frage:

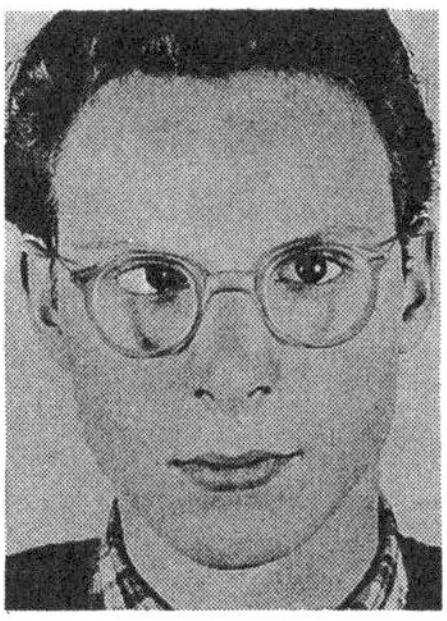

Kassengestell ...

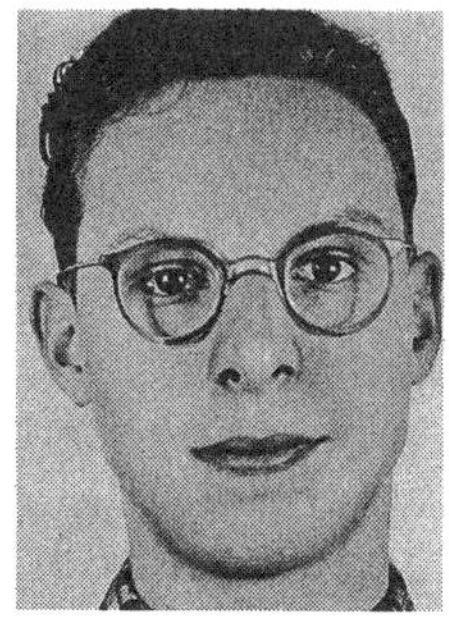

... oder zuzahlen?

Wir meinen: Ja.

Selbstverständlich kommen Eiterpickel nicht nur am Auge vor, sondern auch und vor allem in der Region des Kopfes, die allgemein als Gesicht bezeichnet wird. Dieser Befall mit Mitessern kann so massiv sein, daß einige Menschen zum Okkultismus neigen und sich ein zweites Gesicht wünschen. Besonders bei Jugendlichen sind die Pickel verbreitet, die dann als Akne bezeichnet werden, und so mancher törichte und unverständige Teenager gibt sein gesamtes Taschengeld aus, um dieses Leiden kosmetisch zu bereinigen. Dabei gibt sich die Akne von selbst, und er bräuchte nur ein paar Jahre zu warten, bis er ein törichter und unverständiger Erwachsener ist.
Wie schon der große Virchow wußte, ist das Gesicht der Spiegel der Seele. Wenn es einen blassen, pickeligen und unrasierten Eindruck macht, so muß man davon ausgehen, daß auch die Seele nicht ganz auf dem Posten ist. Wahrscheinlich sieht sie blaß, pickelig und unrasiert aus und gehört in die Hand eines guten Psychiaters oder einer fähigen Kosmetikerin.

Oftmals hilft bei kleineren Beschwerden aber auch eine ausgiebige Seelenmassage oder, für sportliche Patienten, eine längere Seelenwanderung. Dann spiegelt auch ein einstmals mürrisches Gesicht die Heiterkeit der Seele, besonders wenn man unterwegs ein paar Antidepressiva gelutscht hat.

☞ Die Natur als Apotheke

Folge XXIV.: Depression und Verstimmung

Wer ist in unserer heutigen schnellebigen Zeit schon immer optimistisch, fidel und schadenfroh? Kaum einer! Doch auch dagegen hat Mutter Natur ein Kräutlein geschaffen.
Wenn Sie mal schlecht, depressiv, miesepetrig, verstimmt und abgeschlagen aussehen ...

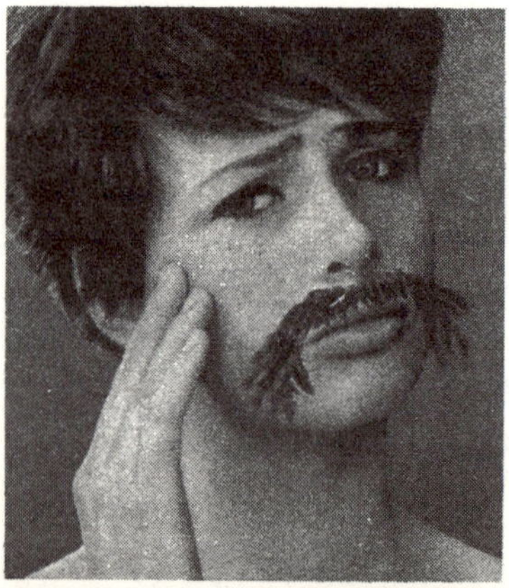

(1), so nehmen Sie 2 Teile Kamille, 4 Teile Schwarzerde, 1 Teil Aceton und 2 Teile Tapetenkleister, ...

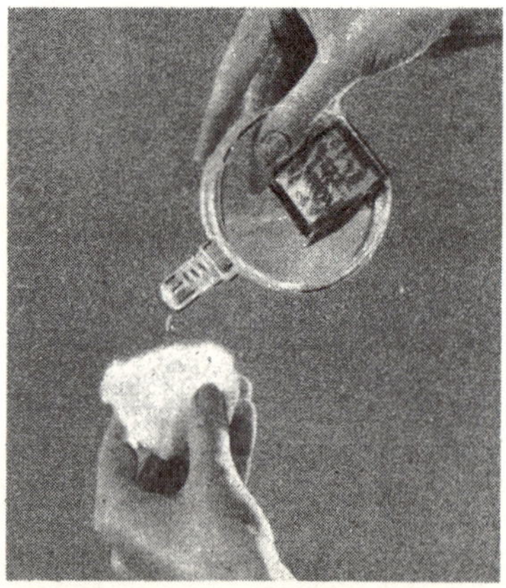

(2) mischen alles sorgfältig und träufeln es ...

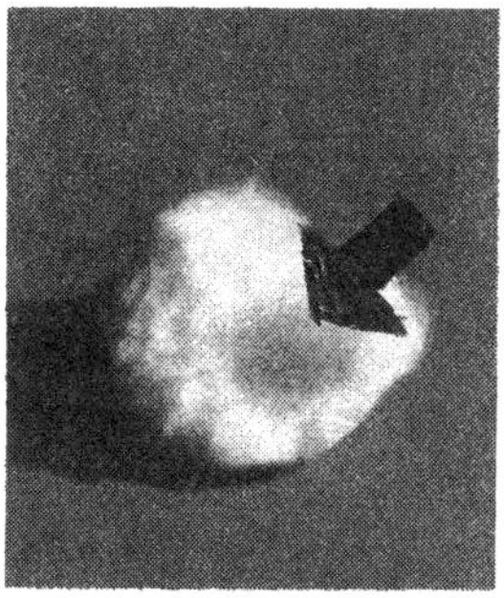

(3) auf einen Wattebausch (Pfeil).

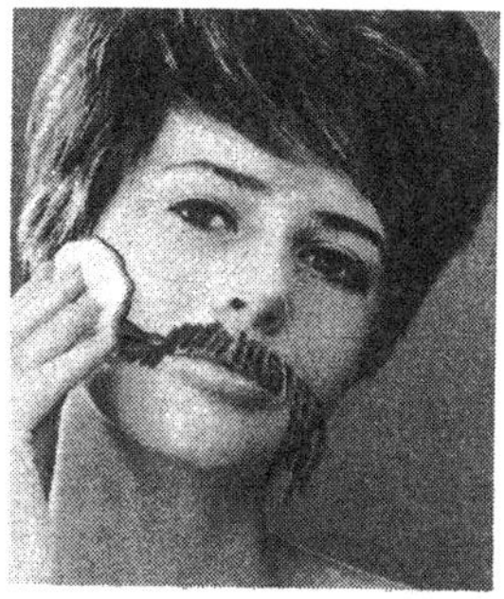

(4) Schon nach einmaliger Anwendung sehen Sie ...

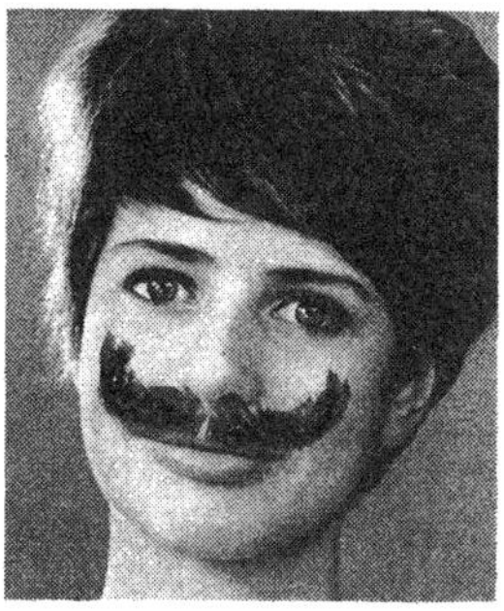

(5) erfrischt, optimistisch und wie neugeboren aus.

(aus »Die kluge Bäckerblume«)

Wenn man bedenkt, wieviele Dezibel ein einziges Ohr im Lauf seines Lebens schlucken muß, dann kann man sich nur wundern, daß es so wenige Ohrenkrankheiten gibt. Der Preßlufthammer, den die Wissenschaft immer als Beispiel nimmt, ist gut beisammen und bringt etwa 110 Dezibel auf die Waage. Das ist allerdings noch gar nichts gegen ein Düsentriebwerk, besonders wenn es direkt im Gehörgang plaziert wird. Es ist klar, daß man sich in diesen gravierenden Fällen an einen erfahrenen Arzt wenden sollte, der den Preßlufthammer abstellt oder das Triebwerk operativ entfernt.

☞ Wenn der Wurm wurmt

Der Ohrwurm ist eine typische Zivilisationskrankheit. Früher, als das normalsterbliche Ohr höchstens mal einem Volkslied oder einer Sinfonie ausgesetzt war, kam er so gut wie nie vor. Das änderte sich mit der Fabrikation der ersten Gassenhauer und heute, in der Zeit der Walkmänner und des Dudelfunks, sind die Wartezimmer der Ohrenärzte voll mit Ohrwurm-Patienten. Die der Hals- und Nasenärzte übrigens auch.
Die Kranken klagen in der Regel über Phantom-Geräusche, die meist wenige Takte lang sind, zum Teil aber auch umfangreicher sein können. Der längste jemals gesichtete Ohrwurm war der »Ring der Nibelungen« in der erweiterten Fassung. Sogar die Sylvesterrede Helmut Kohls wurde schon als Ohrwurm diagnostiziert, allerdings als Symptomenkomplex mit einem pathologischen Masochismus.
Bei der Diagnose des Ohrwurms ist die Befragung des Patienten wichtig: hat er näheren Kontakt mit einer Melodie gehabt? Hat er womöglich das Ohr dabei offenstehen gelassen? Ist vielleicht noch jemand aus dem Bekanntenkreis infiziert? Findet man dann noch ein völlig übermüdetes Trommelfell, so ist die Sache klar. Ständiges Summen des Patienten sowie ein verblödeter Gesichtsausdruck untermauern die Diagnose.

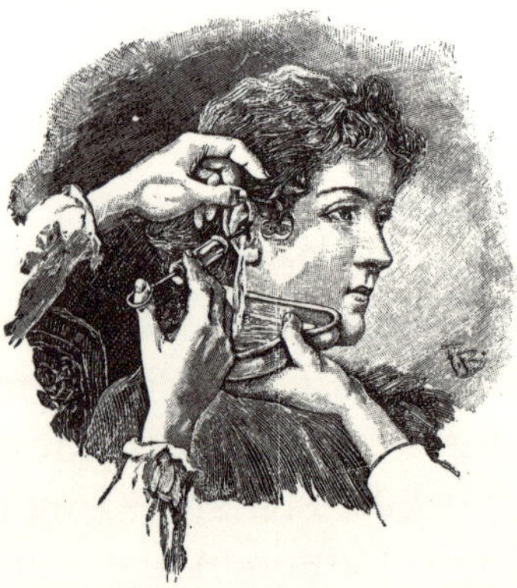

Man sollte niemals versuchen, den Ohrwurm selbst zu entfernen. Unkontrolliertes Komponieren könnte die schwerwiegende Folge sein. Auch alte Hausmittel, bei denen man dem Kranken das Trommelfell über die Ohren oder die Würmer aus der Nase zieht, sind im allgemeinen wirkungslos. Der erfahrene Arzt wird dem Ohrwurm eine intramuskuläre Petroleum-Injektion verpassen, worauf dieser erstmal gehörig aus dem Ohr kotzt. So wird er derartig geschwächt, daß man ihn gefahrlos mit einer Pinzette entfernen kann. Man muß aber darauf achten, daß keine abgebrochenen Takte im Ohr zurückbleiben. Dem Patienten geht es dann nach einer kurzen Musik-Diät wieder besser. Dem Ohrwurm nicht.

Das Ohrensausen, an der Waterkant auch Ohrenrauschen genannt, sollte unter normalen Umständen nur bei Küstenbewohnern oder Autobahnanliegern auftreten und ist dann völlig harmlos. Andere Menschen leiden oftmals sehr unter diesem Übel und können durch die Ohrgeräusche zu Nervenbündeln werden, weil sie andauernd das Meer oder die Autobahn suchen und so natürlich niemals zur Ruhe kommen.
In ihrer Verzweiflung versuchen die Patienten dann, das Ohr abzudecken oder zuzustöpseln. Abgesehen davon, daß dabei für das Ohr immer die Gefahr des Erstickens besteht, ist diese Methode auch völlig untauglich: das Ohrensausen entsteht nämlich durch die Blutströmung im Ohr selbst und beim Zustöpseln verhindert man womöglich nur den störungsfreien Abfluß des Sausens.

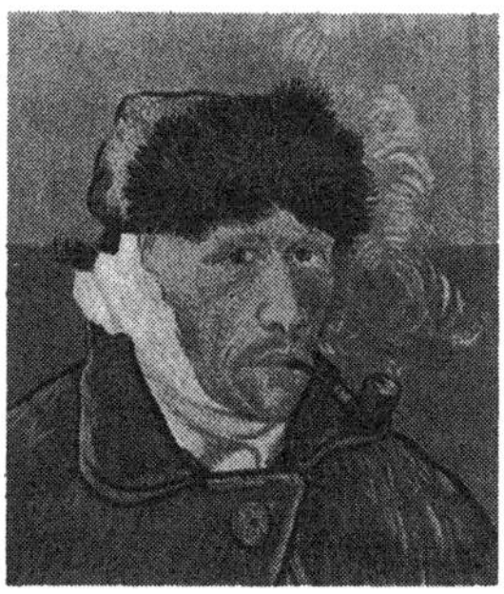

Nützt nichts: das Ohr einfach einwickeln

Sehr viel besser ist da die Methode des Gegenlärms: man versucht, das Ohrensausen durch geeignete Geräusche zu übertönen. Wenn man dazu dann noch Musik der jeweiligen Präferenz wählt, kann das Leiden sogar zu einem Vergnügen werden. In diesem Zusammenhang gebührt der japanischen Industrie für die Erfindung des Walkmans ein besonderer Dank.

☞ Die faulen Brüder von Bochum

Als sie jung waren, konnten sie schon im zarten Alter von einem Jahr fehlerfrei faulenzen, als sie älter wurden, lernten sie das Nichtstun von der Pike auf, und jetzt, da sie alt und grau sind, haben sie zu rein gar nichts mehr Lust. Mit ihrem Eintritt ins Rentenalter hörten die drei Brüder Kalaschnikoff aus Bochum spontan mit dem Hören auf, weil es besonders beim Horchen immer so anstrengte. Als sie zum Selberkucken keinen Bock mehr hatten, bastelten sie sich jeder eine formschönc Brille, und jetzt soll das Kauen abgeschafft werden.

In monatelanger Tüftelei entwickelten die Kalaschnikoffs eine Kauhilfe, weil eine normale Prothese ihnen nicht mehr gefiel (»Da muß man ja selber zubeißen!«). Das Gerät wird in den weit geöffneten Mund eingebaut und nimmt nach Betätigung eines Kippschalters selbsttätig Kaubewegungen vor. Ein kleines Rändelrad kann die Beißfestigkeit optimal einstellen, so daß weder härteste Kokosnüsse noch der labberigste Hamburger Probleme bereiten. Ein zweiter Vorwahlschalter legt die Kaudauer fest und so kann auch das widerstandsfähigste Öko-Brot bewältigt werden. Bei einem Testlauf verklemmte er leider und Bruder Josef war gezwungen, zwei Tage lang vor sich hin zu kauen, bis der Tank der Maschine leer war.

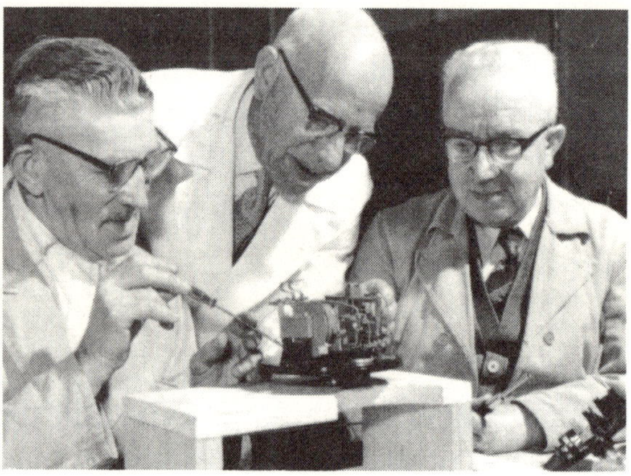

Das größte Problem ist bislang noch der Antrieb. Ein kleines Dieselaggregat schafft zwar die nötigen Kau-PS und ist auch robust genug, die angebrannteste Pizza zu überstehen, aber es schmeckt eben alles leicht nach Diesel. »Alles nicht so schlimm,« meint Josef, »das Schmecken wird uns nämlich allmählich auch zu viel!«

Obwohl er oft als Anhängsel der Ohren angesehen wird, unterscheidet sich der Kiefer doch gewaltig von ihnen. Er ist viel beweglicher, wesentlich härter und kann nicht hören. Insgesamt wirkt er viel extrovertierter, und deshalb kennen wir auch ein breites Spektrum von Kieferkrankheiten: es reicht vom Borkenkäferbefall bis zur Wurzelhautentzündung. Besonders gefährdet ist der Kiefer wegen seiner exponierten Stellung bei nonverbalen Auseinandersetzungen, in deren Verlauf es schon einmal zum Bruch kommen kann. Dieser macht sich durch den bekannten Symptomenkomplex bemerkbar: zuerst ein Donnerschlag, dann ein Blitzen vor den Augen und hinterher ein leises Klappern beim Kopfschütteln. Die Therapie besteht in erster Linie darin, den lädierten Kiefer durch Verbände oder Pflaster wieder am Kopf festzumachen, und ansonsten sollte man sich an die alte Försterweisheit halten: Kieferschonung.

Die brennende Frage

Was kann man eigentlich machen, wenn man sich den Unterkiefer verrenkt hat?

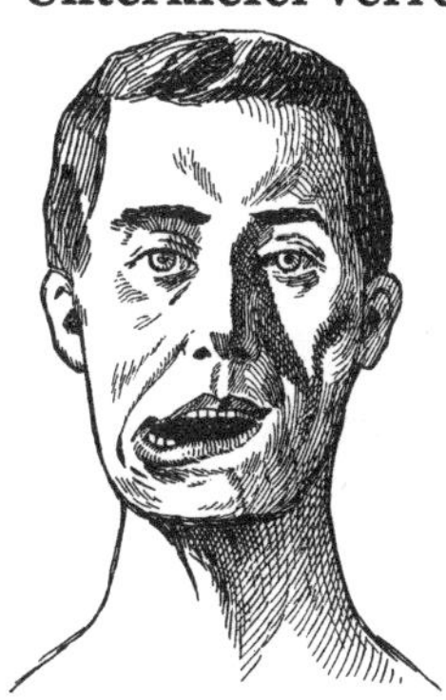

Was man machen kann, außer den Mund zu halten, das weiß keiner so genau. Wir wissen jedoch, was man sicher nicht kann: ordentlich von seiner Stulle abbeißen. Weil man oben nach links und unten nach rechts beißt, gibt das nur Chaos.

Natürlich kennt jeder die mannigfaltigen Möglichkeiten für diverse Erkrankungen, die im Kiefer mit seinen vielen Zähnen stecken. Wir wollen hier nur so abscheuliche Dinge wie Wurzelvereiterung, Weisheitszahn, Karies, Kieferabszeß und Gaumenschraube erwähnen und es dabei bewenden lassen. Hier muß aus subjektiver Betroffenheit die sachliche Darstellung einem Appell an die Phantasie des Lesers weichen. Immerhin soll aber erwähnt werden, daß bei allen Zahnkomplikationen die Kamille wahre Wunder vollbringen kann. Besonders beim Zahnarzt, wenn er zur Beruhigung eine Tasse Kamillentee zu sich nimmt, bevor er ans schwierige Werk geht.
Aus der Zahnpastawerbung weiß jeder, daß unsere Zähne nicht nur von Karies bedroht sind, sondern auch vom schlimmsten Übel im weiten Erdenrund: der Parodontose. Das ist das Stadium, wenn der Zahn vom Fleische fällt. Vorher kommt es meistens zu einem ausgiebigen Zahnfleischbluten, und da steht natürlich die Frage im Raum: Was macht man eigentlich am besten dagegen? Das sicherste Mittel gegen Zahnfleischbluten ist immer noch: einfach abwarten. Nach fünf bis sechs Litern hört es von allein auf.

☞ Die Durstlosigkeit

Schon der große Virchow wußte, daß Durst schlimmer ist als Heimweh. Was aber auch dieser berühmte Mediziner damals noch nicht ahnte: viel schlimmer ist Durstlosigkeit. Dagegen ist sogar das Fernweh eine Bagatelle.
Die Ursache der Durstlosigkeit wird heute von Psychologen in einer unbewältigten frühkindlichen Wasserscheu während der banalen Phase gesehen. Bodenständigere Mediziner neigen eher dazu, eine Mattigkeit der Kehle anzunehmen, die durch eine Migräne des Kehlkopfes ausgelöst wird. Dafür spricht auch die ausgeprägte Lichtscheu des Schlundes.
Die Durstlosigkeit tritt besonders bei Kindern, Jugendlichen und Erwachsenen sowie bei Wasserleichen auf, und die Symptome

reichen von einer leichten Ablehnung angebotener Getränke, die besonders bei Gastwirten zu schwersten Frustrationen führen kann, bis zur gefürchteten Trockenstarre. Da kann dann in manchen Fällen schon die künstliche Bewässerung notwendig werden.

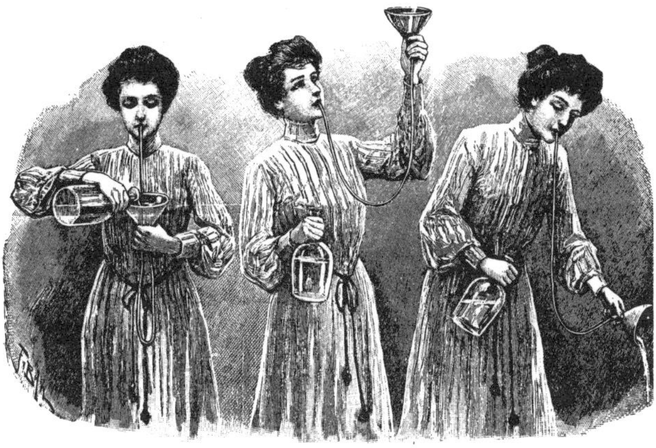

Man steckt dazu das eine Ende eines Gartenschlauchs auf einen Trichter und das andere direkt in den Magen. So kann Flüssigkeit nachgefüllt werden, ohne daß die Kehle etwas merkt. Dabei sollte man die Temperatur des Getränks beachten: Wasser immer handwarm, Bier so kalt, daß der Trichter beschlägt, und Champagner selbstverständlich aus dem Sektkühler. 90° Kochtemperatur sind nicht nur unnötig, sondern auch wegen der Energieverschwendung zu verurteilen. Außerdem ist unbedingt zu beachten, daß kein Retsina zur Anwendung kommt. Diese Flüssigkeit, oft fälschlich als Getränk bezeichnet, läßt so manchen Magen derartig revoltieren, daß er durch den Trichter kotzt.

VON DER KALTEN SCHULTER ZUR GÜRTELROSE

Bei solch sensiblen Organen wie Auge, Ohr oder Kinnlade ist es, wie wir eben gesehen haben, kein Wunder, daß sie bei ihrer empfindlichen Konstitution zu Krankheiten neigen. Daß aber auch robuste Körperteile wie beispielsweise der Rücken durchaus nicht immer kerngesund sein müssen, wird den unbefangenen Leser vielleicht erstaunen. Dabei sind nicht wenige Fälle bekannt, wo ein vierschrötiger Rücken auf ein kräftig zugestoßenes Messer ganz und gar verletzlich reagierte.

☞ Schulterverspannung – was nun?

Eine Verspannung der Schultermuskulatur kommt recht häufig vor, meist nach längeren Autofahrten oder stundenlangem Maschineschreiben, mit Sicherheit aber nach stundenlangem Maschineschreiben während einer längeren Autofahrt. Viele Betroffene sind recht hilflos, weil sie den Sylvester'schen Kniff nicht kennen, den wir hier deshalb kurz vorstellen wollen.

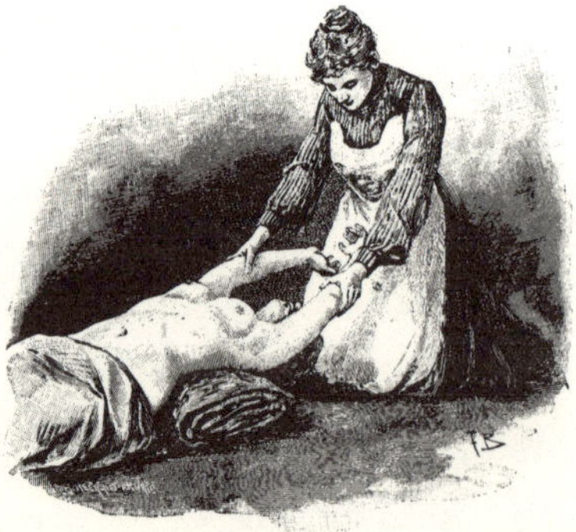

Abb.1

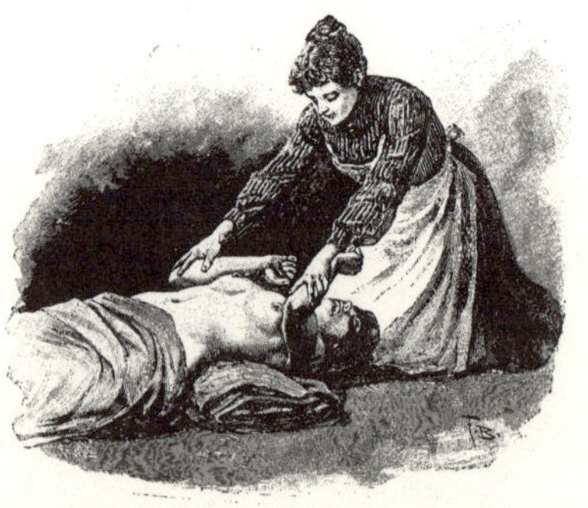

Abb.2

Der Sylvester'sche Kniff, benannt nach dem Orthopädie-Papst Sylvester II., entspannt nach wenigen Minuten spezieller Gymnasik jeden Schultergürtel, der zu eng geschnallt ist. Man schiebt einem dazu eine zusammengerollte Wolldecke unter die Schulterpartie, kniet sich hinter den Kopf und zieht die Arme, während man sich leicht aufrichtet, zu sich her (Abb. 1). Dann drückt man unter weitem Vorbeugen die Ellenbogen bis fast an die Hüfte (Abb. 2). Die Übung wird so lange wiederholt, bis die Schulterblätter wieder frei in alle Richtungen drehbar sind.
Obwohl der Sylvester'sche Kniff ein Segen für alle Schulterverspannten ist, konnte er sich nicht so recht durchsetzen, weil man kaum mitleidige Übungspartner findet, die sich dauernd die Arme hin und her bewegen lassen. Schade.

Im Sport sind Schulterverspannungen das tägliche Brot der Aktiven – neben Steaks und Proteinpulver –, und wir wollen an dieser Stelle kurz allgemein auf Sporterkrankungen eingehen.
Die meisten Sportarten führen zu ganz typischen Verletzungen, und schon vom großen Virchow ist das geflügelte Wort überliefert: »Sage mir, was du turnst, und ich sage dir, was du hast.« So ist bei den Fußballern die Achillessehne, die nach einem alten griechischen Libero benannt worden ist, die Achillesferse. Läufer zerreißen nicht nur das Zielband, sondern auch so manches andere Band im Bein, und bei Schwimmern findet man oft Wasser in der Lunge. Stabhochspringer klagen nicht selten über unerklärlichen Schwindel und Drachenflieger über ein gebrochenes Genick. Die Turner schließlich haben alles.
Die beste und sicherste Therapie bei Sporterkrankungen ist, den Unfug schnellstens zu lassen.

☞ Der Tennisellenbogen

Ein Tennisellenbogen entsteht, wenn man mit einem großen Schläger auf kleine Bälle eindrischt, und er zeigt, daß der Mensch für sowas eigentlich nicht gebaut ist. Was der große Virchow dazu gesagt hat, entzieht sich in diesem Fall unserer Kenntnis, und man kann deshalb davon ausgehen, daß ihm der Tennisellenbogen unbekannt war. Schließlich spielte damals auch erst eine Handvoll exotischer Idioten im fernen Britannien Tennis. Heute sind es viel, viel mehr.

Man behandelt das Leiden mit einer Zinkleim-Binde, die man entweder am Ellenbogen, am Schläger oder am Ball anlegt. Was man unterdessen bei aller Hektik des Spiels walten lassen sollte, ist

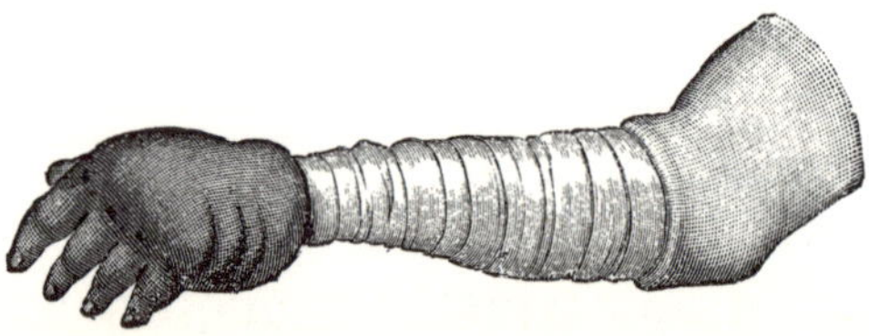

eine gewisse Sorgfalt. Das nebenstehende Bild zeigt einen völlig falschen Verband: erstens wurde zwar die Elle, aber nicht der Bogen erwischt, und zweitens ist dafür zu sorgen, daß der Spieler mindestens zwei Tennisbälle gleichzeitig in der Hand halten kann. In diesem Fall ist aber nicht einmal das Dribbling mit einem Ball möglich.

Ehe wir das weite Feld der Sporterkrankungen wieder verlassen, wollen wir noch auf ein Leiden eingehen, von dem beinahe alle Sportler befallen sind: das übermäßige Schwitzen, besonders unter der Achsel. Die einzig erfolgreiche Behandlung ist Wasser, Wasser, und eventuell nochmal Wasser. Es liegt auf der Hand, daß dabei die Schwimmer besonders im Vorteil sind.

Der medizinisch vorgebildete Leser wird erwarten, daß nun die Rippenbrüche behandelt werden – allein, da müssen wir passen. Schließlich hat der Mensch zwanzig Rippen, und es kann natürlich nicht nur eine gebrochen sein, was schon zwanzig Krankheiten ergäbe, sondern es können auch zwei, drei oder noch

> **Die brennende Frage**
>
> **Was macht man eigentlich, wenn der Bizeps platzt?**
>
> Das ist immer ein Fall für einen Verband. Wenn es sich um eine Dopingfolge handelt, z.B. für den Deutschen Leichtathletik-Verband.

mehr in den verschiedensten Kombinationen sein. Um alle Rippenbrüche zu erfassen, müßten wir nach einer Formel des großen Mathematikers Virchow genau 20! = 2432902008000000000 Krankheiten erläutern. Das würde den Rahmen dieses Buches sprengen.

☞ Harmlos, aber oftmals ungefährlich: DIE BRUSTLATZ-ENTZÜNDUNG

Immer wenn es Herbst wird, sammeln sich in den warmen Savannen Afrikas Schwärme von Viren, um den alljährlichen Flug in den kalten Norden anzutreten. Wochenlang sind sie dann unterwegs, essen nicht, trinken nicht und lassen sich von einem kleinen Magneten im Innenohr leiten, bis sie endlich ausgehungert über uns herfallen, ihr Nest bauen und ihre Kleinen ausbrüten. Zum Beispiel in unserem Brustlatz (Abb. 1). Dieser ist zwar von Natur aus ziemlich robust, stammt er doch mütterlicherseits von der Baumwolle und väterlicherseits vom doppeltpolyestersauren Natron ab, aber wenn wir ihn bei kälterer Witterung nicht schön warm halten, verkühlt er sich leicht, bekommt Fieber und ist ein gefundenes Fressen für die erbarmungslosen Viren. Eine Entzündung ist schließlich die Folge.

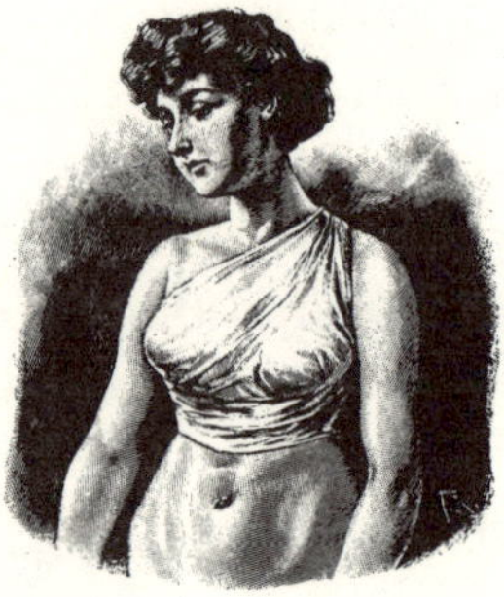

Abb. 1

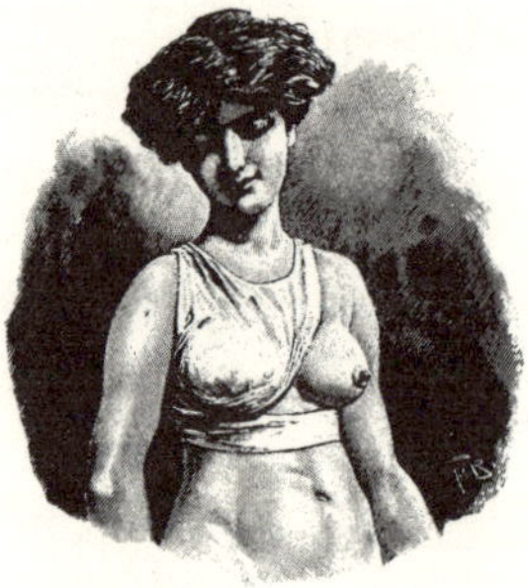

Abb. 2

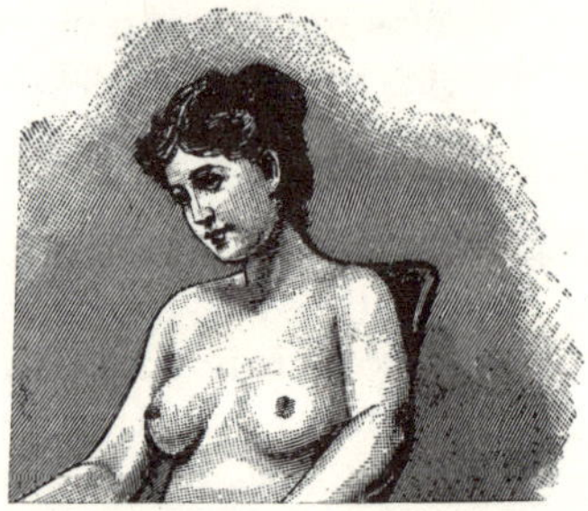

Abb. 3

Wenn es erstmal so weit gekommen ist, kann kein Arzt unserem Brustlatz mehr helfen. Kalte Wadenwickel würden zwar nützen, aber wer weiß schon, wo beim Brustlatz die Waden sind? Und so hilft sich die Natur eben selber. Um dem bösen Virus die Nahrung zu entziehen, stirbt der Brustlatz an den befallenen Stellen ab und bildet sich zurück (Abb. 2). Das kann in ganz schweren Fällen so weit gehen, daß gar nichts mehr von ihm übrig bleibt (Abb. 3). Dann ist das Virus hin, und wir müssen uns einen neuen Brustlatz kaufen.

Nahezu alle Lungenerkrankungen gehen mit Husten einher, ja, man kann im Umkehrschluß sogar sagen, daß dieses Symptom mit Sicherheit auf eine kranke Lunge hinweist. Kein anderes Organ kann nämlich so gut husten. Für den Arzt ist das eine schöne Gelegenheit, endlich einmal das Symbol seines Standes, das Stethoskop, einzusetzen und eine Bronchitis zu diagnostizieren. Egal, ob es sich um ein Emphysem, eine Tbc oder einen Lungenkrebs handelt.
Man kennt eine akute und eine chronische Bronchitis, eine leichte und eine schwere, eine primäre und eine sekundäre, eine Raucher-, eine Staub- und eine Bröckchenbronchitis, und allesamt werden sie mit Hustensaft, dreimal täglich Bettruhe und fünf Litern Salbeitee pro Stunde kuriert. Es versteht sich von selbst,

daß auch ein Emphysem, eine Tbc, ein Krebs und notfalls auch ein Stethoskop ebenso behandelt wird.
Natürlich kann man eine Bronchitis auch operieren lassen, am besten von einem Chirurgen. Und da machen sie ja heutzutage schon dolle Sachen, wie eine Reportage aus Amerika zeigt, die wir kürzlich in einer großen Tageszeitung fanden:

☞ McCluskys Operation

Es war kurz nach Ostern, als McClusky merkte, daß sein Herz nicht mehr so recht wollte. Es stolperte bisweilen, schlug dann hart gegen den Brustkorb, stauchte sich seine Systole und flatterte hilflos mit seinem Vorhof. Als dann auch noch die Lunge ihre Flügel hängenließ und in ihrem Brustkörbchen nur selten ihr trauriges Liedchen pfiff, da wußte McClusky, daß er reif war für Appen & Dix.
Die Professoren Dr. Appen und Dr. Dix sind derzeit d i e Instanz für alles, was zu operieren ist. Vom Arterienverschluß bis zum Klettverschluß, vom eingewachsenen Nagel bis zur ausgewachsenen Schraube – es gibt nichts, was ihre begnadeten Chirurgenhände nicht in den Griff kriegen: der Nierenstein, den sie nicht von seiner Niere erlösen können, der muß erst noch geboren werden!
Appen versteht es, die Leute so schnell aufzumachen, daß ein menschliches Auge nur dann folgen kann, wenn es gerade selbst operiert wird. Und Dix weiß auch das ausgedehnteste Operationsfeld so zuzumachen, daß er überall »die Nähmaschine Gottes« genannt wird. 40 Knoten sind für ihn eine Kleinigkeit! Da kommt selbst die schnellste Fregatte der Marine nicht mit.
Als Appen und Dix den maladen McClusky untersucht hatten, war für Dr. Appen klar: »Verpflanzung!« Sein Kollege Dix dagegen plädierte energisch für »Transplantation!«. Nach einem längeren Medizinerstreit einigte man sich schließlich auf Übertragung und zurrte den Patienten auf einem Tisch fest. Mit einigen schnellen

Schnitten öffnete Dr. Appen den Pullover und legte das T-Shirt frei, dann arbeitete er sich weiter durch Haut und Knochen bis zum Herzkranz vor. Nachdem er das wildeste Gestrüpp beseitigt hatte, lag das Herz gut sichtbar vor ihm. »Meinem Liebling« entzifferte er mühsam die Zuckerschrift. Dann schaffte er entschlossen den nötigen Platz.
Als die OP-Schwester aus dem Nachbarzimmer die Herz-Lungen-Maschine hereingerollt hatte, wuchteten Appen und Dix sie in McCluskys Brustkorb. Postwendend quoll das Ding wieder heraus ... »O Gott«, murmelte Appen,»Gewebeabstoßung! Mach ihn schnell wieder zu!« »Klar«, stieß Dix hervor, »zwanzig Sekunden,wetten?« »Die halt ich!«

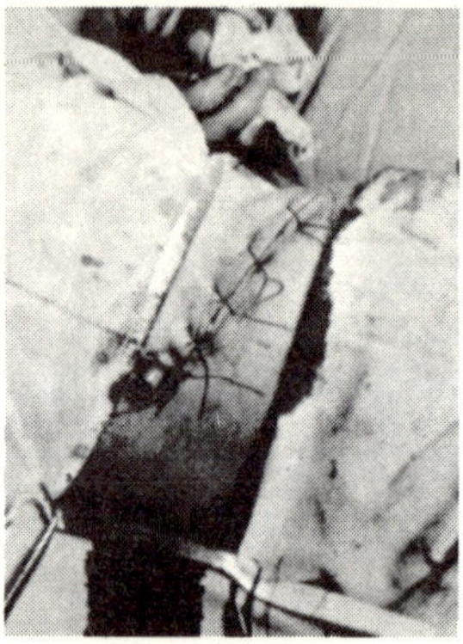

Und während Appen die Maschine zurückdrückte, knotete Dix wie der Teufel. Die Schwester nahm die Zeit: dreiundzwanzig Sekunden. »Verloren, mein Lieber!« Appen hielt die Hand auf: »Her mit den zehn Mark.« »Knochenmark oder Nierenmark?« »Heute mal Nierenmark.« Da half Dix auch nichts, daß er sich eigens mit einem Mundschutz verkleidet hatte: Appen kannte ihn gut genug.
Als Dr. Dix dann noch schnell T-Shirt und Pulli wieder vernäht hatte, war McClusky um ein Herz und eine Lunge reicher und um zehn Nierenmark ärmer. Von der kleinen Wette aber hatte er nichts mitgekriegt: die beiden Ärzte nämlich, ausgebuffte Profis, die sie sind, hatten ihn schon vorher sicherheitshalber betäubt.

Seit man gelernt hat, am offenen Herzen zu operieren, gehören die altbewährten Herztropfen der Vergangenheit an. Wo unsere Oma ihr Herzklabastern noch mit Hoffmannstropfen kurierte, da wird ihr heute mindestens ein Herzschrittmacher eingesetzt, wenn nicht sogar das ganze alte Gelumpe rausgeschmissen und ein brandneues Motorradfahrerherz eingebaut wird.
Eine der häufigsten Operationen ist die Installation einer neuen

Herzklappe, die bei Medizinern sehr beliebt ist. Patienten mögen sie allerdings weniger, weil die Klappe andauernd vor sich hin klickert und dann zum Beispiel beim Fernsehen oft als störend empfunden wird. Wenn man indessen bedenkt, was für einen Lärm die Ventile eines Golf GTI machen, dann haben es diese Patienten eigentlich noch ganz gut.
Die einzige Herzkrankheit, bei der auch kein Operieren hilft, ist der Infarkt. Die häufigsten Symptome dieser Zivilisationskrankheit sind Blässe, Schmerzen in der Brust und der Tod. Ein Infarkt entsteht, wenn die Blutgefäße, die das Herz versorgen, verstopfen. Die Schulmedizin nimmt als Ursache dafür Risikofaktoren wie Rauchen, Streß und Cholesterin an, und die Universitätsmedizin weiß noch nicht so recht. Jedenfalls hat man im Blut von Infarktpatienten jede Menge Cholesterin, aber noch keine Kippen und keinen Streß gefunden. Da hält man sich eben ans Cholesterin.
Das Cholesterin gehört zur Gruppe der Chemischen Verbindungen und wird dem Körper durch die Nahrung zugeführt. Aus dem Organismus eliminiert wird es durch die ärztliche Blutentnahme.

☞ Queen Cholesterin

Es gibt so viele Blutwerte, daß auch manches gutsortierte Labor nicht mehr durchsteigt: Quickwert, Blutzucker, Senkung und wie sie alle heißen. Da ist sogar ein handfertiger Arzt überfordert und nimmt einfach wahllos ein paar Milliliter Blut ab, anstatt gezielt beispielsweise die Gerinnungsfaktoren in die Spritze zu ziehen.
Die ungekrönte Queen unter den Blutwerten aber ist das Cholesterin. Jeder kennt es, jeder hat es, und jeder hat Schiß vor ihm. Denn ohne Cholesterin gäbe es keine Arterienverkalkung, keinen Herzinfarkt und keine cholersterinarme Margarine. Als magische Grenze wurden lange 250 mg/100 ml angesehen, oder, im Hausfrauendeutsch, ein halbes Pfund auf zehn Wischeimer, bis auf einem Kongreß einige Experten den Oberwert auf 220 senk-

ten und so mit einem Federstrich mindestens zwei Millionen Deutsche krank machten.
Was ist nun zu tun, wenn man mit seinen Werten, die ja immerhin das eigen Fett und Blut sind, darüberliegt? Entweder man ärgert sich, daß man das Blut überhaupt hat untersuchen lassen, macht weiter so und sieht dem Infarkt gefaßt ins dräuende Auge. Es besteht ja schließlich die reelle Chance, daß irgendein Krebs schneller ist. Oder man fängt an, sich von cholesterinarmen Dingen zu ernähren wie beispielsweise Brunnenkresse, Mineralwasser oder holzfreiem Papier. Auf jeden Fall sollte man Sachen mit hohem Cholesteringehalt, z.B. Eier, Lebern und Gehirne, meiden. Besonders beim Essen.
Auf Partys ist ein hoher Cholesterinwert trotzdem praktisch, bietet er doch gerade am kalten Buffet eine unerschöpfliche Quelle für einen niveauvollen Smalltalk, wobei sich der Erzähler noch mit der Gloriole des Todgeweihten schmücken kann. Wir wollen dieses Thema aber nicht abschließen, ohne auf einen bemerkenswerten Umstand hinzuweisen: obwohl Hühnereier bekanntermaßen unter einem extrem hohen Cholesterinspiegel leiden, ist bisher noch kein einziger Herzinfarkt bei ihnen bekanntgeworden.

Wenn es bei einem innen drin wehtut, aber nicht das Herz ist, dann kann man mit ziemlicher Sicherheit davon ausgehen, daß der Magen die Ursache des Übels ist. Nach einer goldenen Regel des großen Virchow muß der Magen nicht nur Unbekömmliches wie Fettes, Hartes, Saures oder Biologisch-Dynamisches verdauen, sondern auch Ärger und Psychostreß. Kein Wunder, daß da sogar dieser zähe Geselle öfter einmal verstimmt reagiert.
In der Regel fangen Magenbeschwerden ganz harmlos an: ein wenig Sodbrennen, ein bißchen Krämpfe, etwas Blutspucken. Da hilft dann oft noch, je nach Geldbeutel, eine Prise doppeltkohlensaures Natron oder ein Erholungsurlaub auf einer einsamen Karibikinsel. Komplizierter wird es, wenn die Beschwerden in eine Magenschleimhautentzündung ausarten. Diese Gastritis erkennt

man an häufigem Sodbrennen, dauernden Krämpfen und wiederholtem Blutspucken. Nützen kann da nur noch ein Angelurlaub in Irland oder doppeltkohlensaures Natron. Wenn die Krankheit noch weiter fortschreitet, kommt es zum Magengeschwür mit inzwischen völlig verbranntem Sod, infernalischen Krämpfen und schnellem Ausbluten. In diesen Fällen gibt es nur eins: entweder sofort operieren oder sofort doppeltkohlensaures Natron.
Ein Magengeschwür hat allerdings einen unschätzbaren Vorteil: man bleibt enorm schlank und wird niemals unter einer krankhaften Leibesfülle leiden. Es ist bestimmt so, daß die Natur den Menschen nicht so filigran geplant hat, wie es sich viele wünschen. Andererseits ist das, was man bei einem Schiff als Tonnage bezeichnen würde, bei zahlreichen Mitmenschen sowohl ästhetisch als auch gesundheitlich bedenklich. Abnehmen ist deshalb zunehmend geboten.

Dünn und doof

Viele Menschen, hat's den Schein,
möchten gerne dünner sein,
und sie essen Schrot und Müsli,
süßen künstlich nur mit Süßli,
denken nur von früh bis spät
an die Reduktionsdiät,
schlucken Glaubersalz und fasten,
rasen nur noch statt zu hasten –
und es ist doch einerlei:
kaum ist die Diät vorbei,
zeigt die Waage wieder an:
unnütz ist, was man getan ...
Sicher ist nur ein Rezept,
wenn man viele Pfunde schleppt,
helfen tut kein Kleiebrot,
helfen tut nur: man geht tot.

Eine alte Schulweisheit, die auch der große Virchow bestätigen konnte, besagt, daß man nur durch essen fett wird. Auf dieser Erkenntnis beruhen zahlreiche Diätvorschläge zum Abnehmen. Da gibt es die Kartoffel-, Eier-, Ananas- oder Nulldiät, bei der man soviel Kartoffeln, Eier, Ananas oder Nullen essen darf, bis sie einem sonstwo wieder herauskommen. Abarten davon sind die kalorienreduzierten Hungerkuren, bei denen man alles außer Kalorien verzehren darf.
Radikaler ist die Pizza-Diät, bei der man nach Belieben Tiefkühlkost essen darf, allerdings ohne sie vorher aufzutauen. Als ultima ratio gilt das Zunähen des Mundes, obwohl auch das nicht

hundertprozentig zum Erfolg führt, weil manche Diätbrecher hin und wieder rektal naschen.
Wie dem auch sei, selbst wenn man es geschafft hat, auf Normalumfang zu schrumpfen, so ist das keine Garantie für lebenslange Zufriedenheit. Über kurz oder lang ist meistens der status quo ante wieder da. Davon zeugen schon die zahlreichen Neuauflagen aller Diätrezeptbücher.
Beinahe jede Diät ist mit einem gehörigen Bauchkneifen verbunden. Wenn dann noch Übelkeit und ein reflexartiges Anwinkeln des rechten Beines dazukommt, dann hat man die Bescherung: Blinddarm. Das liegt dann keinesfalls an der Diät, besonders, wenn man gerade keine einhält.
Die Blinddarmentzündung ist die bekannteste und einzige Erkrankung dieses Wurmfortsatzes, und sie ist auch für Laien leicht zu erkennen und zu beheben:

☞ Jetzt helfe ich mir selbst!

DER BLINDDARM

Kennen Sie die »Ärzteschwemme«? Nach Aussagen der Ärzteverbände nimmt sie überhand, und wer Augen hat zu hören, der hat auch schon mitgekriegt: kaum betritt man ein öffentliches Gebäude, beispielsweise ein Krankenhaus, so stolpert man auf Schritt und Tritt über einen Arzt.
Hat man aber ein akutes Furunkel, das jeden Moment durchbrechen kann, dann sitzt man bei seinem Hausarzt und wartet vier Stunden, damit er einem in den Mund guckt, »Aaah!« sagt und dafür das zehnte Ferienhaus im Harz bauen kann. Wir müssen endlich autark werden! Von unseren Ärzten und ihrer Schwemme!
Der erste Schritt, begrüßt von den Krankenkassen und Frau Kostendämpfung, soll heute hier vorgestellt werden:
Eine Blinddarmentzündung, auf friesisch Appendizitis genannt, hat wohl jeder zweite Blinddarm schon einmal durchgemacht. Für den Besitzer desselben stellt sich das Problem in drei Formen:

1) das Aua, 2) die Diagnose und 3) die Therapie. Im einzelnen:
Das Aua: Es kommt von selbst, weil es wehtut.
Die Diagnose: Ist es wirklich der Blinddarm? Oder tut der Kopf weh? Faustregel: wenn's oben schmerzt, ist es der Kopf, sonst der Blinddarm.

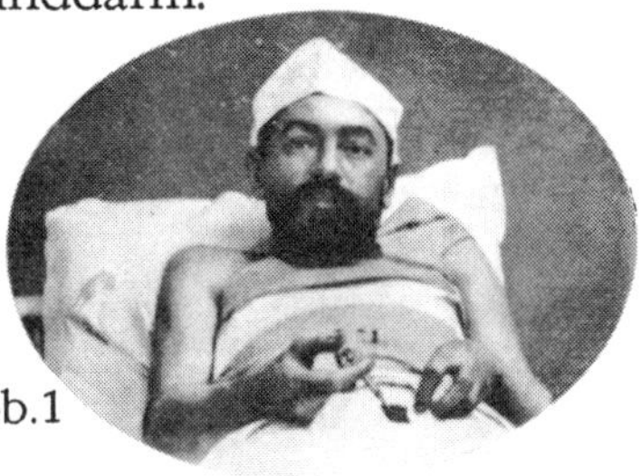

Abb.1

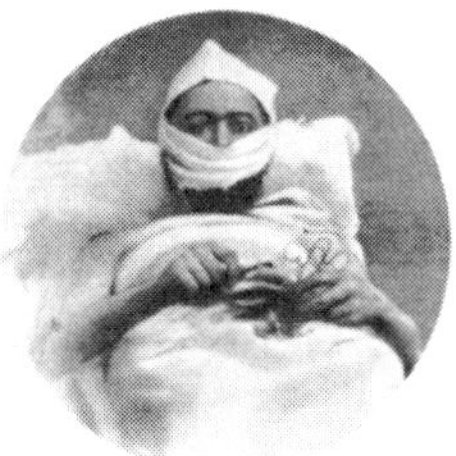

Abb.2

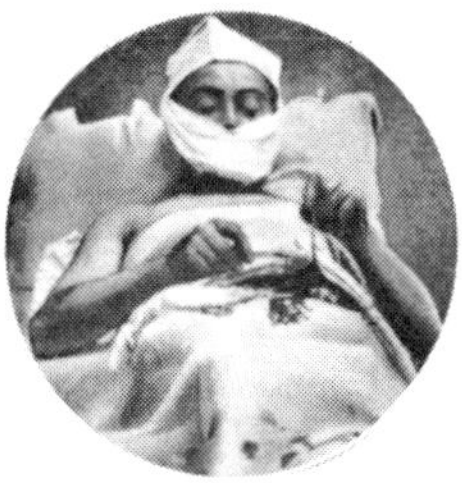

Abb.3

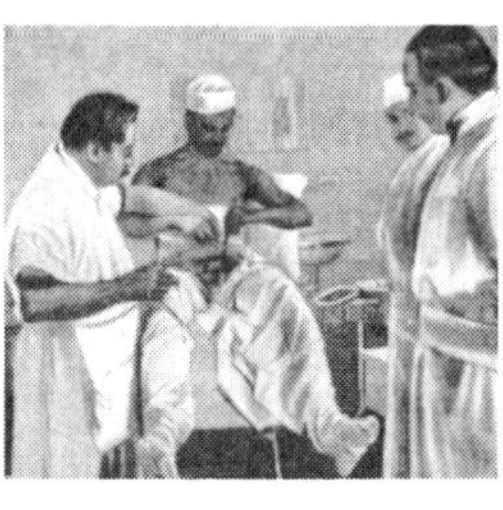

Abb.4

Die Therapie: Stimmt die Diagnose, so gehen wir ans Kostendämpfen. Zunächst binden wir uns ein Häubchen auf den Kopf (tut der wirklich nicht weh? Sonst aufhören!) und ein Deckchen um den Bauch. Dann setzen wir uns eine örtliche Betäubung (Abb. 1). Aber aufpassen, daß der Blinddarm eine gehörige Dosis abkriegt! Sonst könnte er später, wenn er merkt, was los ist, kratzen und beißen. Anschließend setzen wir den berüchtigten Doppelschnitt mit zwei Scheren, einen zum Blinddarm hin und einen von ihm weg, um ihn zu verwirren (Abb. 2). Wenn sich der kleine Schlingel sicher fühlt (nach dem Schnitt von ihm weg!), ergreifen wir ihn flink mit einer Pinzette (Abb. 3), ziehen ihm gehörig die Ohren lang und rotten ihn per Skalpell mit Stumpf und Stiel aus. Fertig! Zum Nähen braucht man dann allerdings jemanden, der den Finger auf den Knoten hält (Abb. 4). Ein Tip zum Schluß: erstmal mit alten Tanten o. ä. ausprobieren!

Wenn man den Blinddarm erklettert hat und am richtigen Fleck steht, dann hat man einen hervorragenden Ausblick über die ganz in der Nähe gelegene Leber. So wäre bei zahlreichen Lebererkrankungen eine schnelle und sichere Diagnose möglich. Leider scheuen viele Ärzte immer noch diesen Einsatz.
Eine glatte, gut durchblutete Leber zeigt, daß das Organ noch gut in Form ist und alles verstoffwechselt, was ihm in die Quere kommt. Entdeckt man Knötchen auf der gescheckten Oberfläche oder wirkt die Leber gar fett und aufgedunsen, dann sollte der Patient ungeschminkt nicht mehr auf die Straße gehen – außer in China, wo bekanntlich alle so gelb sind. Wenn man beim Betrachten des Organs an einen rötlichen Blumenkohl erinnert wird, hilft nur noch beten.

☞ Wenn der Leber alles wurscht ist

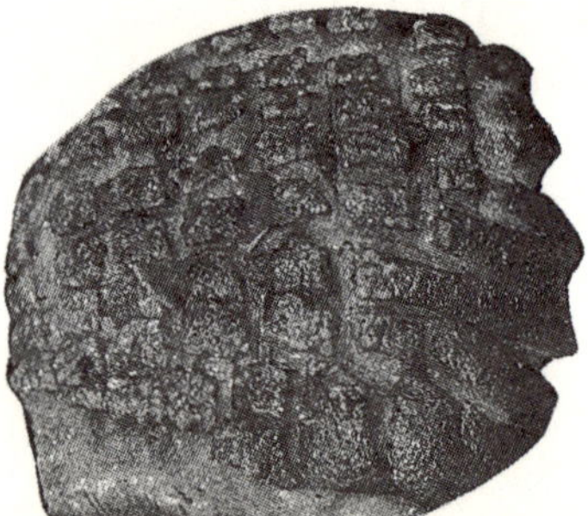

Das Leben steckt ja voller böser Überraschungen. Eine der bösesten aber ist es, wenn der Arzt einem eröffnet, daß man eine Leberzirrhose hat. Dann weiß man, daß das letzte Schnäpslein geschlagen hat. In den meisten Fällen kommt eine Zirrhose nämlich vom Trinken, Bechern oder Saufen. Sollte der Grund woanders liegen, ist das doppeltes Pech. Dann hat man nämlich nicht mal was davon gehabt.
Die ersten Symptome sind Abgeschlagenheit, Übelkeit und Verdauungsbeschwerden und dem Patienten schon vom üblichen Kater her bekannt. Später kann dann die Haut die Farbe eines etwas bläßlichen Eierlikörs annehmen, und die Leber fühlt sich beim Abtasten wie eine Flasche Dimple an: hart und höckrig.

Schließlich verweiblicht der Patient – oben rum nimmt die Brust zu und unten rum sitzt ein Dry Sack. Die Blutgerinnung ist gestört und der Kranke sieht aus, als hätte er sich mit Rotwein bekleckert. Am Ende drohen die Bauchwassersucht – es gluckert dann nicht mehr in der Kehle, sondern weiter unten – und Krampfadern in der Speiseröhre, die so groß wie Weinbrandbohnen werden können. Dann ist es so weit, daß man auf ex leben muß.
Die therapeutischen Möglichkeiten sind beschränkt. Manchmal hilft eine Lebertransplantation, aber dazu sollte man dann doch besser seinen Hausarzt aufsuchen.

Gott sei Dank ist der Mensch, wie schon eingangs erwähnt wurde, von außen mit Haut umgeben, damit man sich das ganze Elend mit der kaputten Leber nicht auch noch ansehen muß. Die Haut hat nach einhelliger Meinung bedeutender Mediziner wie beispielsweise dem großen Virchow eine Schutzfunktion, das heißt, sie schützt die Augen vor einem unappetitlichen Anblick. Andererseits ist die Haut aufgrund ihrer exponierten Lage einer Fülle von Unbilden ausgesetzt, und es ist kein Wunder, daß sie so häufig erkrankt, daß ganze Generationen von Dermatologen ein sorgloses Leben führen konnten und können.

☞ Passen Sie bloß auf!

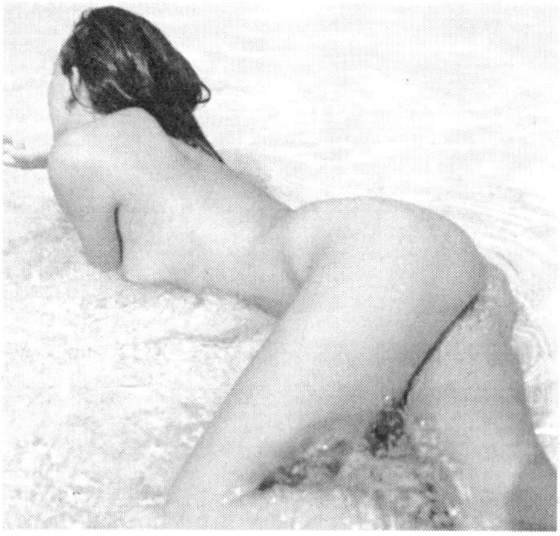

Wußten Sie schon: Sonnenbank ist out, Sandbank ist in. Lümmelte sich noch im letzten Jahr alles, was Bank und Farbe hatte, stundenlang unterm UV herum, so ist jetzt H_2O angesagt. Der Vorteil: man wird wesentlich schneller naß.
Aber schon warnen auch hier die ersten Mediziner vor den

gesundheitlichen Gefahren. Man kann sich angeblich sehr schnell einen sandigen Po holen und wahrscheinlich droht auch bei diesem Vergnügen der Krebs. Zumindest der Taschenkrebs.
Auf die größte Gefahr beim Sandbankliegen gehen die Wissenschaftler allerdings nicht ein: das ist nach wie vor die Flut.

Bei Hautverbrennungen kommt es abhängig von der Schwere zu verschiedenen Stadien: Rötung, Blasenbildung, Knusprigwerden und Verkohlung. Experimentell kann man das sehr schön anschaulich mit einem Hähnchen in der Backröhre nachvollziehen, wobei man sich vor Augen halten muß, daß es bei einer Verbrennung stärker nach verkohlten Haaren stinkt, weil der Mensch selten vorher gerupft wird.
Es versteht sich von selbst, daß die Verkohlung in die Hände eines erfahrenen Arztes oder Kumpels gehört, aber leichtere Fälle kann man durchaus selber behandeln. Eine Rötung wird innerhalb von Minuten zum Verschwinden gebracht, indem man eine Paste aus Mehl und Gips mit Wasser anrührt und messerrückendick auf die betreffende Stelle aufträgt. Und eine Brandblase ist die einzige Erkrankung, die nachgewiesenermaßen durch Akupunktur geheilt werden kann: die Nadel seitlich einstechen, etwas hin und her drehen und aufpassen, daß man sich nicht alles vollspritzt. Wenn sie richtig gesetzt ist, reicht dafür eine Nadel völlig aus.

☞ Wenn wir die Gürtelrose enger schnallen ...

... dann haben wir erstmal ganz schön was am Hals bzw. an der Taille. Eine Gürtelrose ist so ziemlich das Lästigste, was an der Stelle überhaupt sitzen kann, abgesehen vielleicht von einem Hüfthalter.
Der Auslöser ist ein Herpes-Virus, ganz ähnlich dem, das auch

Lippenbläschen hervorruft, und man sollte annehmen, daß man angesteckt wird, wenn man sich die Gürtelregion abknutschen läßt. Das ist aber nicht so, denn die Gürtelrose kommt aus heiterem Himmel und bleibt, solange sie will. Dabei frißt sie sich mehr oder weniger um den Körper herum und bildet so schreckliche Ekzeme, daß sich der Befallene kaum noch nackt auf die Straße traut. Außerdem tut sie verdammt weh, weil sie die Nervenenden direkt mit ihren Dornen malträtiert.
Die Gürtelrose ist eine der wenigen Krankheiten, die manchmal durch Besprechen verschwinden. Meist zeigt sie sich aber auch den geschicktesten Überredungskünsten gegenüber halsstarrig und bleibt so ihre zwei, drei Monate als unliebsamer Gast. Häufig merken die Betroffenen erst hinterher, wie schön ein Leben ohne Gürtelrose sein kann.

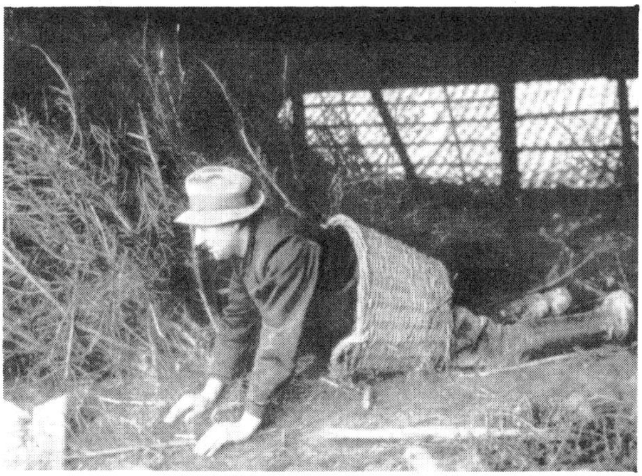

Diese Abbildung zeigt entgegen dem Augenschein keine Gürtelrose. Die liegt nämlich viel enger an. Außerdem hat sie keine Henkel.

Auf unserer Route von den Kopf- zu den Fußkrankheiten sind wir nun bei einer Höhe von etwa einem Meter angekommen. Die wenigsten wissen, daß dies genau die Durchschnittsgröße aller Kinder ist, und wir wollen das als Anlaß nehmen, uns den Kinderkrankheiten zuzuwenden.

VOM BAUCHWEH ZUR PENICILLIN-ALLERGIE

Mancher wird sich wundern, daß auch Kinder schon krank werden können, und doch ist dies in Medizinerkreisen eine altbekannte Tatsache, auf die schon der große Virchow hingewiesen hat. Nun sind zwar etliche Krankheiten wie Altersdiabetes, Impotenz oder klimakterische Beschwerden im Kindesalter so gut wie unbekannt, aber dafür grassieren Leiden wie die orale Phase, das Nintendo-Fieber und die Kaugummi-Vergiftung um so mehr. Allerdings sollte man bei der Diagnose kindlicher Erkrankungen eine sehr sorgfältige Anamnese erheben, da sich eine Halsentzündung zum Beispiel durchaus primär auf der Grundlage einer ausgeprägten Schulmüdigkeit entwickeln kann. Das Problem umreißt ein Kommentar aus dem AOK-Kurier:

☞ **Wehret den Anfängen!**

Der Verband der Allgemeinen Ortskrankenkassen, Sponsor dieses Artikels, hat darauf bestanden, daß der Beitrag einen Tenor hat – also gut, Herr Tenor, bitteschön:

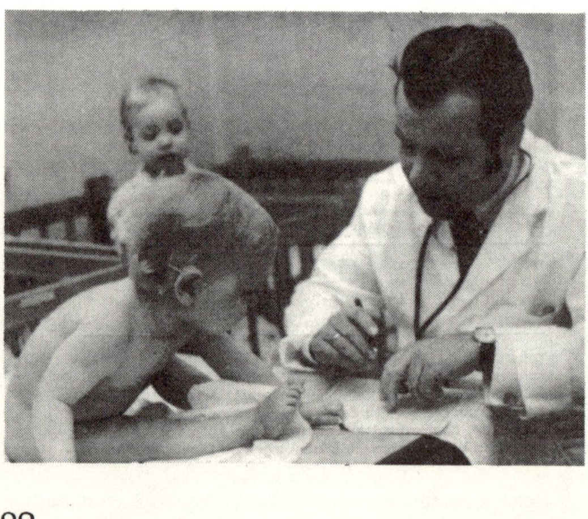

Tenor (singt): »Das Krankfeiern, das muß auf Erden – von Gott und Staat verboten werden!«

Vielen Dank, Herr Tenor, Sie können wieder nach Hause gehen.

Da sehen wir nun ein Lichtbild. Aber was heißt hier Lichtbild! Es stellt

die Schattenseiten des menschlichen Charakters dar: Berndchen, gerade zwei Jahre alt und drei Käse hoch, ist zum Kinderarzt gekrabbelt, hat sich den Bauch gehalten und gestöhnt: »Herr Doktor, meine Gastritis macht mir wieder so zu schaffen! Außerdem habe ich so ein Stechen beim Hören und die Leber scheint auch nicht mehr richtig zu wollen.«
Schon greift Dr. Wohltat zum Block und schreibt Berndchen drei Jahre krank. »Subfebriles multiples Simulantentum« steht auf dem Schein, den der junge Mann seinem Arzt förmlich aus der Hand reißt – weiß er doch, daß er jetzt in der nächsten Zeit sein Breichen nicht mehr aufessen muß, daß ihm die Ohren nur noch auf seinen ausdrücklichen Wunsch hin gewaschen werden und daß er vorerst das Gehen nicht zu lernen braucht.
Es ist symptomatisch: wagte es früher nicht einmal ein Rentner, »seine Arthritis zu nehmen«, so wurden seit einiger Zeit auch jüngere Leute, schließlich gar Lehrlinge, mir nichts dir nichts krank. Den vorläufigen Höhepunkt dieser Entwicklung zeigt unser Berndchen. Wo wird sie enden?
Sind die leuchtenden Vorbilder vergessen? Ein Pizarro, der trotz eines erbärmlichen Heuschnupfens die Inka ausrottete? Eine Maria Theresia, die trotz mehrerer Schwangerschaften 16 Kinder bekam? Oder ein Beethoven, der ganze Lieder aus dem Gedächtnis schrieb, weil er taub war?
Ja? Na gut. Von mir aus.

Es soll aber nicht verkannt werden, daß Kinder auch richtig krank werden können. Das belegt schon die Kindersterblichkeit, die ja oft durch eine Krankheit ausgelöst wird. Zur Zeit muß etwa jedes 70. Kind damit rechnen, irgendwann im Laufe seines Lebens aus statistischen Gründen von der Kindersterblichkeit befallen zu werden.
Wenn man bedenkt, daß im Mittelalter manchmal über Generationen jedes Kind von dieser Geißel dahingerafft wurde, dann muß man zugeben, daß die Kinderheilkunde seit der Entdeckung des Kindes eine stürmische Entwicklung durchgemacht hat.

☞ Neues aus der Pädiatrie

In den letzten Jahrzehnten hat die Pädiatrie – Pädiatrie? werden da manche unserer Leser fragen, denen wir antworten: jawohl, Pädiatrie, die Kinderheilkunde, nicht zu verwechseln mit der Psychiatrie, bei der Psychiater geheilt werden – also:
In den letzten Jahrzehnten hat die Pädiatrie unerhörte Fortschritte gemacht, von denen wir nur einige herausgreifen wollen.

Die Reihenuntersuchung

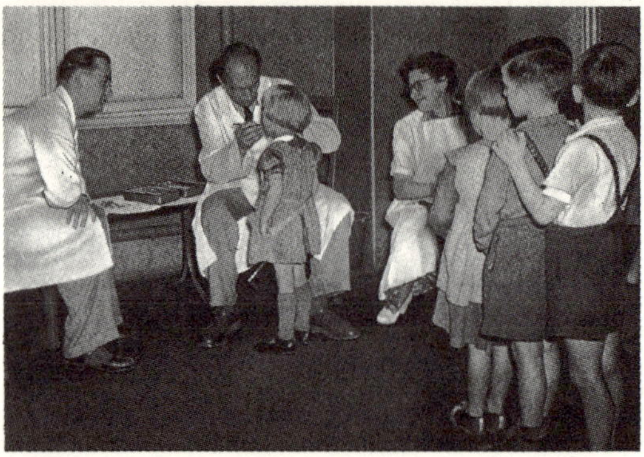

Mußte noch vor hundert Jahren jedes Kind selber zum »Onkel Doktor«, so kommt er heute zur Reihenuntersuchung in den Kindergarten. Sogar mit zwei Gutachtern, die die zwei Seiten der Münze darstellen sollen: das »Das sieht aber böse aus!« und das »Das ist doch gar nicht so schlimm!« Zuletzt entscheidet aber immer der Kinderarzt: »Aaaah«, sagt er, und das Kind streckt die Zunge heraus.

Der Brutkasten

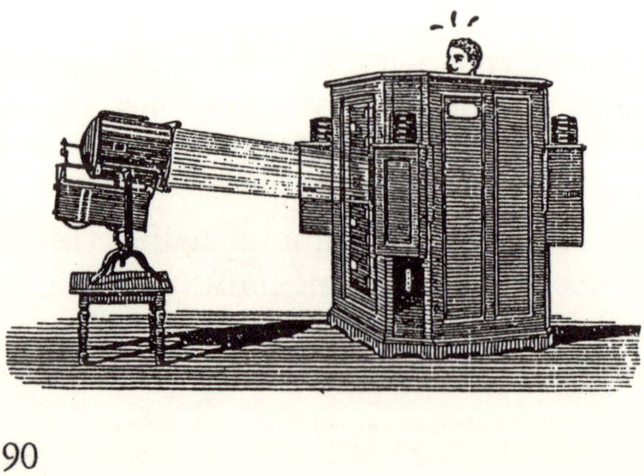

Mußte noch vor hundert Jahren jeder Kinderarzt alle Kinder selber ausbrüten – was durch die unbequeme Hockstellung ein mühsames Unterfangen war –, so hat ihm die moderne Technik das heutzutage Gott sei Dank abgenommen.

Der Brutkasten sorgt automatisch für die richtige Temperatur, die richtige Feuchtigkeit und die Einhaltung der Garzeit, bis das Kleine schlüpft. Danke, unerhörter Fortschritt der Pädiatrie!

Die rosarote Babybrille

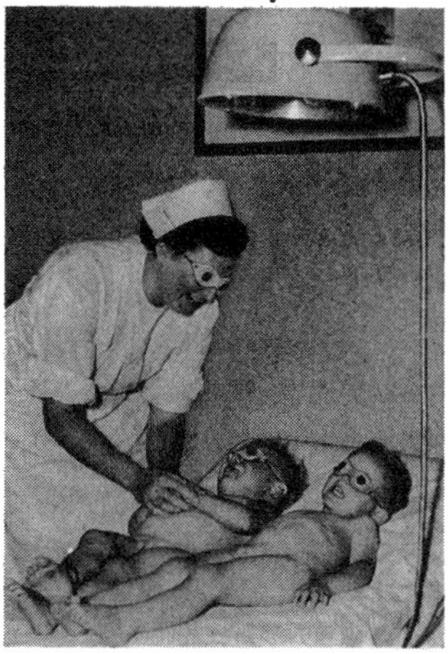

Mußte noch vor hundert Jahren jedes Baby den grausamen Tatsachen des Lebens ins Auge sehen, so bekommt jetzt jedes Würmchen von Geburt an eine rosarote Brille verpaßt. Die früheren »Heile, heile Gänschen«- und »Mach mal kieks!«-Beschwörungen gehören damit der Vergangenheit an. Neuerdings gibt es sogar die rosarote Brille für Kinderkrankenschwestern, damit sie den grausamen Babys nicht ins Auge sehen müssen.

Die brennende Frage:
Wie mißt man eigentlich bei Kindern korrekt Fieber?

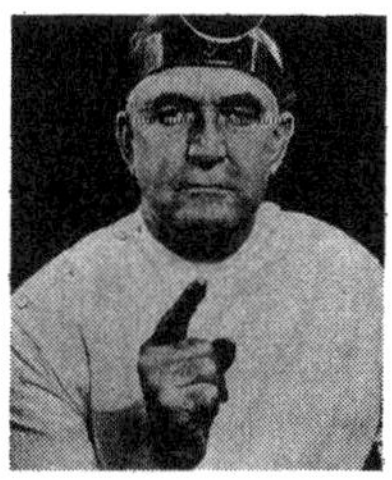

Antwort unseres ersten Experten:
Natürlich rektal. Das heißt hinterwärts. Man nimmt das Thermometer und dann Maß ... und zack! ist alles klar.

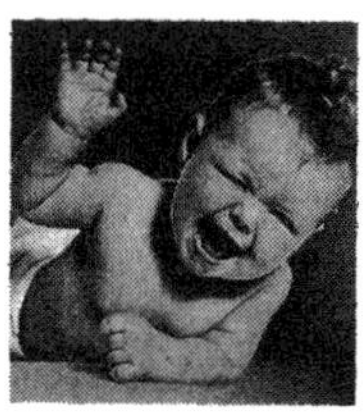

Antwort unseres zweiten Experten:
Scheiße! Ist doch alles Scheiße! Unter dem Arm wird gemessen, verdammt nochmal!

Die ersten regulären Krankheiten, die ein Mensch in seinem Leben bekommt, sind Zähnchen, Milchschorf und Bauchweh. Dabei sind streng genommen weder die Zähnchen noch das Zähnchenkriegen den Krankheiten zuzurechnen. Viele Eltern meinen zwar, das Baby hätte Fieber und sei unruhig, weil es zahnt, aber Babys haben immer Fieber und sind sowieso unruhig, egal, ob gerade ein Zahn durchbricht oder nicht. Wenn da wirklich ein Zusammenhang bestünde, würde jedes Kind irgendwann mindestens sechzig Zähne im Maul haben. Das kommt aber nicht sehr häufig vor.
Milchschorf ist ein schuppiger Belag auf der Kopfhaut, der eigentlich aber nicht weiter stört und eher ein kosmetisches Problem ist. Da Babys noch nicht sehr eitel sind, sollte man vom Abschleifen oder gar von Kopfhautverpflanzungen absehen. Wenn es ganz abstoßend aussieht, kann man dem Kind ja von Zeit zu Zeit ein Mützchen aufsetzen.
Bauchweh ist unter Säuglingen so verbreitet, daß ein Kind, das kein Bauchweh hat, wahrscheinlich krank ist. Die Beschwerden treten auf, wenn das Baby die einzige Pflicht, die es in diesem Alter hat, vernachlässigt: genügend Bäuerlein zu machen. Es wird dann unruhig, schreit wie am Spieß und reagiert mit Pupillenerweiterung, wenn man es mit dem Gesicht direkt unter eine Schreitischlampe hält.
Kümmeltropfen, ein altes Hausmittel, haben in diesen Fällen eine sofortige Wirkung: ehe sie richtig im Kind drin sind, kommen sie schon wieder heraus, und das Brüllen verstärkt sich um das Doppelte. Hartgesottene Eltern greifen dann in ihrer Verzweiflung zu Valium. Eine Tablette, mit etwas Wasser geschluckt, läßt sie auch stundenlanges Gebrüll gleichmütig ertragen. Man kann es allerdings auch mit Massieren versuchen oder eine Wärmflasche auf den Bauch legen.
Bei der Behandlung der Kinderkrankheiten kann man nach einigen wenigen Faustregeln vorgehen, weil man damit in drei Vierteln aller Fälle nichts falsch machen kann. Dieses Schema baut auf einer jahrhundertealten mütterlichen Erfahrung auf, und die meisten Kinder sind trotzdem groß und stark geworden.

Die brennende Frage:
Wie mißt man denn nun eigentlich Fieber?

Es ist im Grunde ganz einfach. Man nähert sich mit aufgepflanztem Thermometer dem Patienten und plaziert es am linken Knöchel. Das ist die Stelle, wo das Bein noch nicht ganz aufhört und der Fuß noch nicht ganz anfängt.

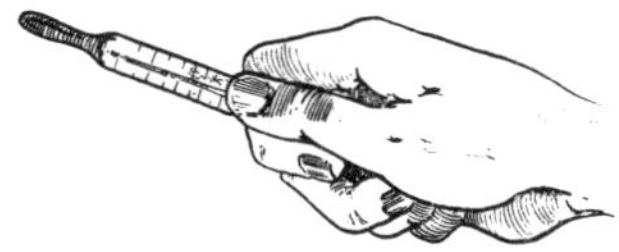

Dann führt man das Thermometer an der Peripherie des Patienten entlang nach oben, bis es einrastet. Wenn man sich nicht verirrt hat, steckt das Instrument nun sicher in der Achsel. Am Pfeil

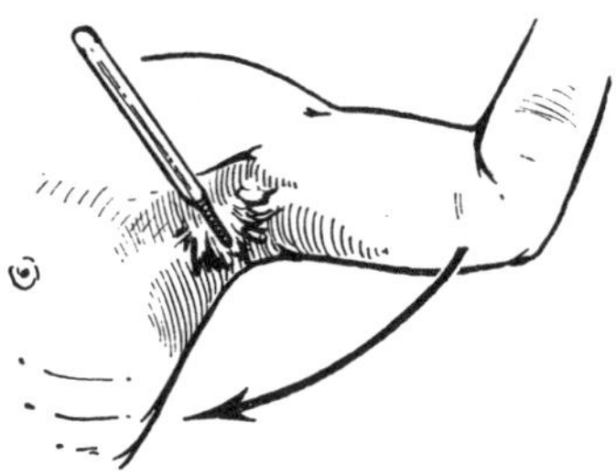

entlang klappt man nun den Arm in Richtung Körper. Dann entfernt man schleunigst den Pfeil und beginnt die Messung. Aber bitte aufpassen, daß das Thermometer nicht zu lange liegenbleibt! Nach etwa fünf Tagen fängt es an, festzuwachsen.

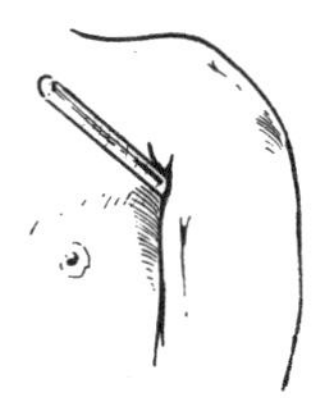

Zuerst muß man feststellen, ob das Kind Fieber hat. Ein sicheres Zeichen ist, nach einer alten Züchterweisheit, die Nase. Sie ist bei gesunden Kindern immer feucht und kühl. Weiterhin macht das Kind einen abgeschlagenen Eindruck, es ist blaß um die Nase, die Haut ist heiß und trocken, und die Augen glänzen, als wenn Weihnachten wäre. Im übrigen zeigt das Fieberthermometer weit über 37 km/h an.
Das zweite wichtige Zeichen für eine Kinderkrankheit ist, daß die ganze Kinderoberfläche mit Pusteln übersät ist. Die haben eine verblüffende Ähnlichkeit mit Ostereiern: nicht, daß sie so groß wären, aber sie können ebenfalls ungefüllt oder gefüllt sein. Im letzteren Fall besteht die Füllung aus einer eitrigen Flüssigkeit, die

aber ganz anders schmeckt als Nougat. Die Pusteln pflegen auch, im Gegensatz zu Ostereiern, fürchterlich zu jucken.
Als drittes Standardsymptom treten Bauchschmerzen, Halsschmerzen, Brustschmerzen, Ohrenschmerzen, Nierenschmerzen, Kreuzschmerzen, Zahnschmerzen oder Weltschmerz auf, oft mit dem Gefühl verbunden, daß es hier und da weh tut.
Zusammenfassend läßt sich also sagen: wenn man bei einem Kind Fieber, Pusteln und Schmerzen diagnostiziert, dann ist es krank. Häufig handelt es sich dann um eine der bekannten drei Ms: Masern, Mumps oder Maul- und Klauenseuche.
Die Behandlung umfaßt die drei bewährten Prinzipien Bettruhe, heiße Milch sowie Zäpfchen. Man kann kaum etwas falsch machen, wenn man auf die Reihenfolge achtet: erst das Kind ins Bett und dann das Zäpfchen ins Kind stecken. Heiße Milch landet sowieso immer ungetrunken im Ausguß.
Gegen die Pustelchen wird rituell eine weiße Zinkmixtur aufgetragen, die ebensowenig hilft wie verschiedene Puder und Salben. Es empfiehlt sich aber, die Hände in Fäustlingen zu vermummen, um das Aufkratzen der Pickel zu verhindern. Wie man hört, soll es auch schon entnervte Eltern gegeben haben, die das ganze Kind in einen Fäustling gesteckt haben.
Eine wichtige psychologische Rolle spielt das Krankenlager. Kranke Kinder erwarten heute in der Regel eine Basisversorgung, die neben dem leiblichen Wohl, das durch Schokolade, Gummibärchen, Knusperriegeln, Eis, Erdnußflips und Cola stabilisiert werden sollte, auch eine angemessene Versorgung mit Comic-Heften, Videos und Walkman-Kassetten garantiert. Hier sollte man sich allerdings auf Zielkonflikte einstellen, weil die Fäustlinge die Bedienung technischer Geräte erheblich erschweren können und es manchmal dem Kind unmöglich machen, das neueste Horrorvideo einzulegen und zu starten. In dieser Situation sollte die einfühlsame elterliche Unterstützung selbstverständlich sein!

☞ Die großen Kinderkrankheiten (I)

ZIEGENPETER

Noch der große Virchow kannte den Ziegenpeter als Ziegenpeter, wie er leibt und lebt: an einer gewaltigen geschwollenen Backe hängt ein kleines heulendes Kind. Heute, wo ja alles in der Medizin auf amerikanisch ausgedrückt wird, gibt es stattdessen das »Mickey-Mouse undermaxillary pop-up syndrome«, oder, wie es jetzt eben auf neudeutsch heißt, den MUMPS.

Dabei befallen spezielle Viren die Ohrspeicheldrüsen – das sind die, die sonst immer dafür sorgen, daß einem das Essen nicht im Trommelfell steckenbleibt – und verursachen eine Entzündung, die den Kopf birnenförmig anschwellen läßt. Dieses Symptom führte in der Vergangenheit dazu, daß man einen hohen Politiker fälschlicherweise von Kanzler in Mumpsler umbenennen wollte, obwohl in dem Fall die Viren mal unschuldig waren.

Weil die Erreger, wenn sie denn nun schon mal am Patienten zugange sind, auch gleich noch für Fieber, Abgeschlagenheit und Gejammer sorgen, hat die WHO den Mumps weltweit unter die

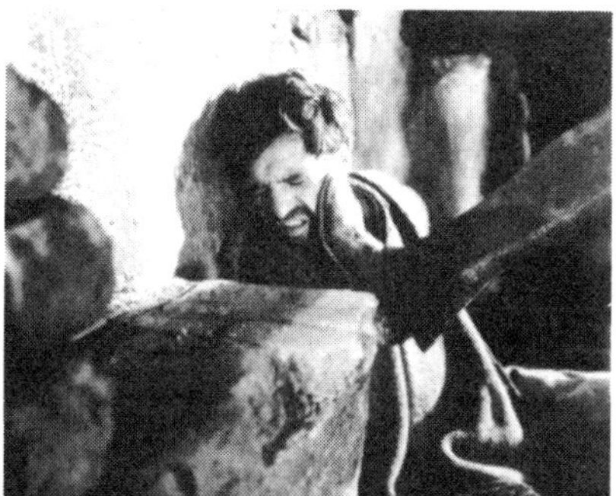

unerwünschten Krankheiten eingestuft. In manchen Familien ist er sogar meldepflichtig, und oft genug muß die befallene Ohrspeicheldrüse sogar in Quarantäne.

Die Therapie des Ziegenpeters ist recht uneinheitlich. Oftmals reicht es aus, abzuwarten und gesund zu werden. Manche Ärzte geben auch Antibiotika, die ja eigentlich nur bei Bakterien helfen. Aber das wissen viele Viren natürlich nicht, weil sie keine Medizin studiert haben. Die Volksmedizin vertraut auf Kompressen, wobei der Akzent auf pressen liegt (vgl. Abb.). Die sollte man wegen der

Nebenwirkungen allerdings bei kleinen Kindern nicht anwenden. Und bei Erwachsenen nur, wenn sie kerngesund sind.

☞ Die großen Kinderkrankheiten (II)

WINDPOCKEN

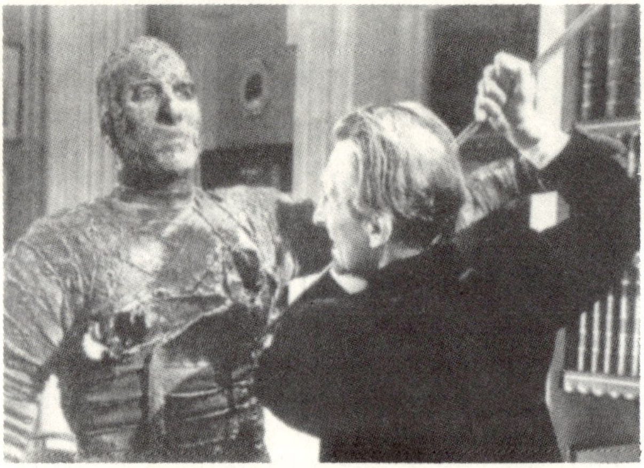

»Am leichtesten lassen sich die Windpocken an den kleinen roten Pustelchen erkennen«, hat der große Virchow einmal gesagt, »sie sitzen mal hier, mal dort, vor allem jedoch auf dem Kranken.« Hier irrte sogar der große Virchow, der immerhin die Diagnose entdeckte und ein Wegbereiter der Therapie war. Die Pustelchen allein machen es noch nicht. Entdeckt man sie an sich, so lautet die Faustregel: abwarten! Überlebt man es nicht, so waren es die echten Pocken, im anderen Fall die Windpocken oder Akne. Weitere sichere Anzeichen für die Windpocken sind: die Zunge ist wie ein gutes Hotel – belegt. Die Nase ist wie die Stadtautobahn – verstopft und voller Baustellen. Und die Haut ist wie ein wohlgeratener Streuselkuchen – übersät mit Pust ... das hatten wir schon. Die Behandlung ist aufwendig und langwierig: mit dem Pustelchenquetscher wird Windpocke für Windpocke zurück in den Körper gedrückt, oft ohne Erfolg! Denn irgendwo muß die Windpocke ja hin, und in den meisten Fällen taucht sie ein paar Meter weiter auf der Haut des Kranken wieder auf.

☞ Die großen Kinderkrankheiten (III)

KRUPP

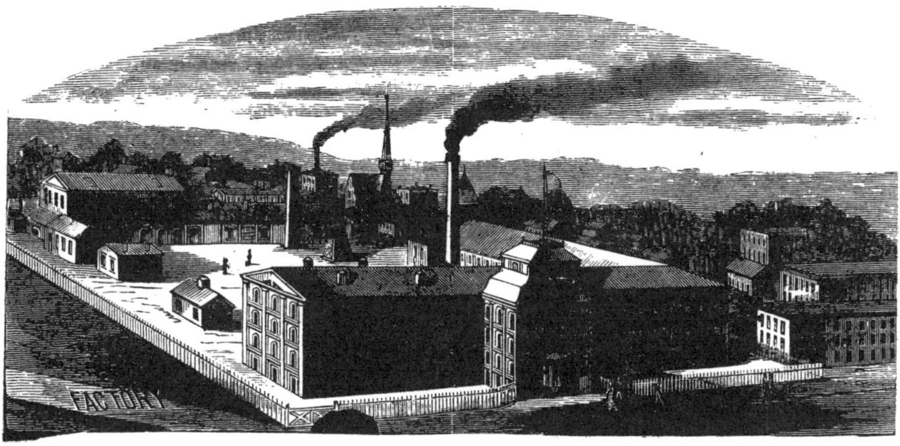

Manche Kinder sind so anfällig, daß sie fast alles kriegen. Das gilt allerdings nicht für Luft. Wenn sie die nämlich nicht mehr kriegen, dann kriegen sie Krupp.
Bekannt ist Krupp bereits seit dem Anfang des 19. Jahrhunderts, als er an einzelnen Stellen Essens beobachtet wurde. Später breitete er sich über das gesamte Ruhrgebiet aus, und heute kommt er in vielen Gegenden Deutschlands endemisch vor. Es gibt ernstzunehmende Stimmen, die meinen, daß es ohne eine entwickelte Schwerindustrie sicher keinen Krupp gäbe. Das mag richtig sein, doch ist es illusorisch, anzunehmen, die Kanonenproduktion würde abnehmen, solange die Kanonenfutter-Industrie des Vatikans noch auf vollen Touren läuft. So werden unsere Kinder wohl noch ein Weilchen mit Krupp leben und sterben müssen.
Übrigens gibt es auch noch den Pseudo-Krupp. Der wird meistens mit dem Fachausdruck »Thyssen« bezeichnet.

Krankheiten für Erwachsene verbreiten sich oft durch Fixen, sexuelle Aktivitäten und ähnliche Umstände. Das kann natürlich keine Bazille von einem Kind verlangen, und deshalb übertragen sich Kinderkrankheiten durch Schulen, Kindergärten und Sportvereine. Das hat zur Folge, daß die Kinder auch nach der Genesung noch eine Weile in Quarantäne bleiben müssen, und so manche Mutter hat schon das gesamte Erregerspektrum verwünscht, wenn die gelangweilten Blagen die Wohnung verwüsteten. So gesehen hat die Entdeckung der Antibiotika vielleicht schon mehr Nervenzerrüttungen verhindert als alles Valium zusammengenommen.

Und wo wir jetzt gerade beim Thema sind, ist es vielleicht gar keine schlechte Idee, uns ein wenig mit den kleinen Gesellen, die uns krank machen, zu beschäftigen. Man kann die Krankheiten im wesentlichen in drei große Gruppen einteilen: in endogene, exogene und Infektionen. Wenn man beispielsweise Stiche in der Brust verspürt, dann kann das daran liegen, daß das Herz nach Luft schnappt, weil die Herzkranzgefäße wieder mal dicht sind. Das wäre dann eine innere, also endogene Ursache. Fühlt man die Stiche aber während einer Auseinandersetzung im Zuhältermilieu, so muß man davon ausgehen, daß sie auf einen exogenen Grund, meistens ein Stilett, zurückzuführen sind. Wenn es sticht, weil sich die Lunge entzündet hat, dann ist es eine Infektion.

Infektionen werden von kleinen Wuselmännchen gemacht, die man im Volksmund Bazillen, in anderen Mündern aber Bakterien oder Viren nennt. Sie sind so klein, daß man sie mit unbewaffnetem Auge überhaupt nicht mehr sieht. Mit bewaffnetem Auge, beispielsweise durch ein Fernglas, wird es aber meist auch nicht einfacher. Das ist im Grunde eigentlich ganz gut so eingerichtet, denn die Welt wimmelt nur so von Bakterien und Viren, und wenn wir die alle sehen würden, dann wäre uns nur noch schlecht. Ein Virus vermehrt sich durch Genmanipulation: es quetscht sich in die Chromosomen einer Zelle und wird so bequem und ohne sich die Finger schmutzig zu machen vervielfältigt. Viren legen sich

Virus Bakterium
in natürlicher Größe

sozusagen selbst als Kuckucksei in fremde Gene.
Die Bakterien dagegen teilen sich einfach mittendurch und schon sind's zwei. Beim nächsten Schritt macht das dann schon vier und was am Ende dabei rauskommt, wissen wir aus der Legende vom Erfinder des Krankfeierns: der forderte als Belohnung von seinem König, daß auf jedes der 64 Schachbrett-Felder jeweils doppelt soviele Bakterien gepackt würden wie auf das vorige. Nach der Reihe 2, 4, 8, 16, 32 usw. reichte es zum Schluß für eine veritable Lungenentzündung.
Aber nicht alle dieser kleinen Gesellen sind für uns gefährlich. Für die Joghurt- und Sauerkrautproduktion sind sie sogar unerläßlich, und auch in unserer Mundhöhle hüpfen nützliche Bakterien herum und passen auf, daß sie nicht zerbissen werden. Andererseits gibt es etliche, die für die dollsten Krankheiten sorgen, wenn sie erst einmal in den Menschen gelangen und sich dort vermehren wie die Karnickel. Dann produzieren sie nämlich jede Menge Beschwerden, von denen Pest, Pocken, Cholera und Furunkel nur die prominentesten sind.
Schützen kann man sich vor diesen Infektionen am besten, indem man sich nicht ansteckt. Eine andere Möglichkeit besteht darin, daß man sich in Formalin einlegt. Die gängigste Methode ist aber die Desinfektion mit Alkohol. Dabei sollte man die Konzentration nicht zu niedrig wählen, weil sonst das einzige Resultat eine Horde besoffener Bakterien ist, die womöglich randaliert und unanständige Lieder singt.
Wenn aber alles nichts nützt, kann es zumindest für die alten Lateiner unter uns ein Trost sein, daß einen ein Clostridium perfringens ins Jenseits befördert hat und kein Ford Sierra.
Wie aufregend Bakterien sein können, zeigt die Reportage, die wir einem großen deutschen Nachrichtenmagazin entnommen haben:

☞ **Tuberkelbazillus beinahe entdeckt!**

Eine aufregende Meldung tickerte gestern über unseren Ticker: »Im Klinikum Steglitz ham se das Tuberkel entdeckt!« Natürlich wurde sofort ein Reporterteam zusammengestellt, und wir düsten los zum Klinikum.

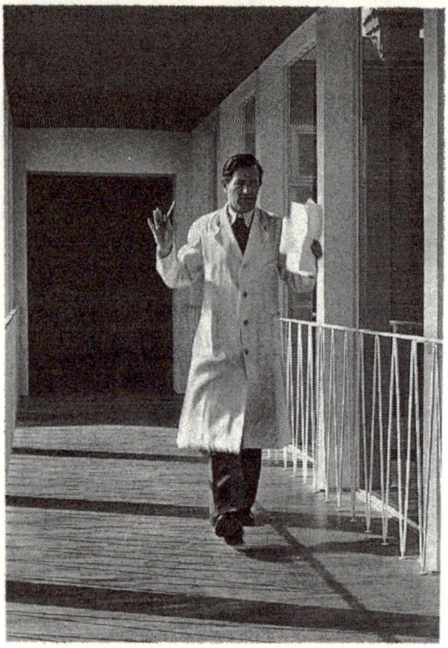

Gleich auf dem ersten Zwischengang kam es uns entgegen, das Tuberkel. Genbaupläne in der Hand, in wehender weißer Proteinhülle und mit Inkubationszeiten im Kopf wehrte es alle unsere Fragen ab. »Keine Zeit, muß infizieren gehn!« war das einzige, was man erfahren konnte.
Nach längeren Recherchen kam dann die Ernüchterung: es war gar nicht das Tuberkel gewesen, sondern Dr. Ehrenhalber von der Äußeren Abteilung. Später erfuhren wir dann noch, daß der Tuberkelbazillus schon vor über hundert Jahren von irgendeinem Koch erfunden worden war. Pech.

Eigentlich sollte einem ganz schlecht werden bei dem Gedanken an all die Mikroben, die uns permanent bedrohen. Zum Glück für uns und unseren Seelenfrieden besitzt der menschliche Körper aber ein enorm leistungsfähiges Immunsystem, das Tag und Nacht auf Bazillenjagd ist. Es wird mit Recht die Polizei des Körpers genannt.
Normalerweise regelt das Immunsystem gemütlich den Verkehr oder kümmert sich um falsch parkende Gerinnsel, aber wehe, ein Bakterium dringt in den Körper ein! Dann rasen die Leukozyten

mit Blaulicht durch die Venen und die Antikörper verschärfen die Ausweiskontrollen. In kürzester Zeit ist die Mikrobe dingfest gemacht, und wenn sie dann kein glaubhaftes Alibi hat, wird sie verhört und gnadenlos des vorsätzlichen Infizierens überführt. Schließlich landet sie hinter Schloß und Riegel und muß ihr Dasein in einer dunklen und feuchten Freßzelle fristen.

SCHNUPFENZEIT

Des Lebens allergrößter Fluch
ist ein Tempo-Taschentuch,
das schon etwas spröde ist,
was besonders blöde ist,
wenn man einmal herzhaft niest
und der Rotz durchs Tüchlein schießt.
Ja, da lob ich mir das gute,
alte Taschentuch aus Jute!

Aber so aufmerksam unsere Körperpolizei im allgemeinen auch ist, es passiert immer wieder, daß ihr die übelsten Bakterien entwischen. Manche verkleiden sich mit ständig wechselnden Proteinhüllen, und da ist das Immunsystem dann machtlos, weil es noch nicht auf die Idee gekommen ist, Fingerabdrücke zu nehmen. Das wäre bei Mikroben zugegebenermaßen auch recht schwierig.
Andere Bakterien überrennen unsere Polizei schlicht durch Masse, eine Taktik, die schon die gute, alte Apo erfolgreich anwandte. Und so werden wir denn doch mal krank.

☞ Die Grippe-Infektion

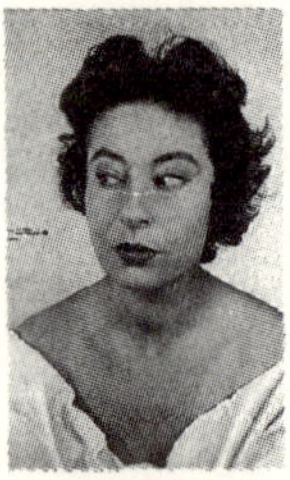

Obacht, Frau! Denn wie du siehst,
kommt ein Virus angedüst,

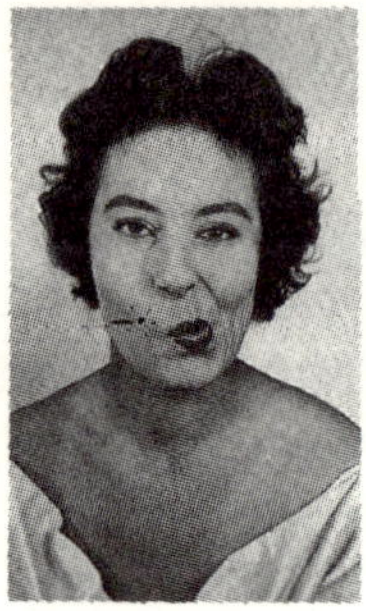

kracht auch schon an deine Wange –
Halt den Mund und schrei nicht lange ...

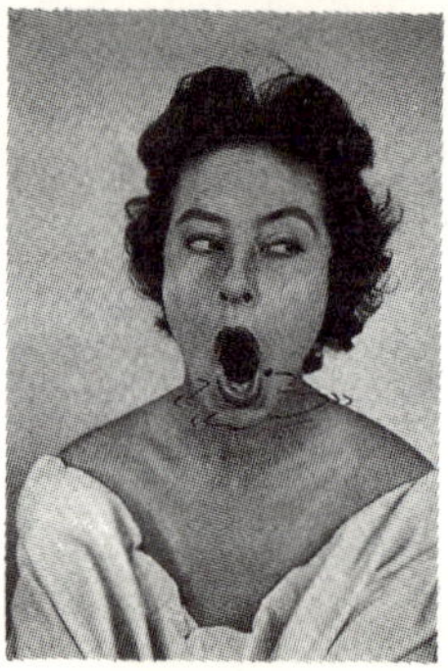

... vor Empörung oder Schreck.
Schon zu spät! Nun ist es weg!

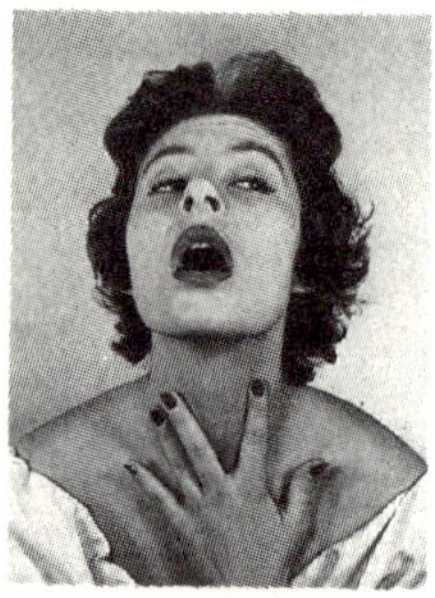

Eingeatmet und verschluckt,
wo es jetzt im Halse zuckt,

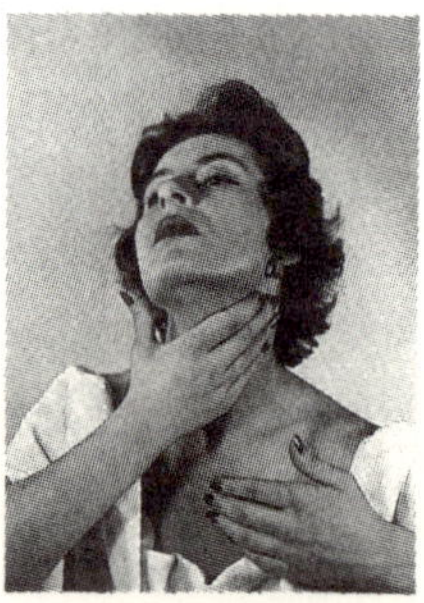

und es schwellen schon die Mandeln,
die entzündlich sich verwandeln.

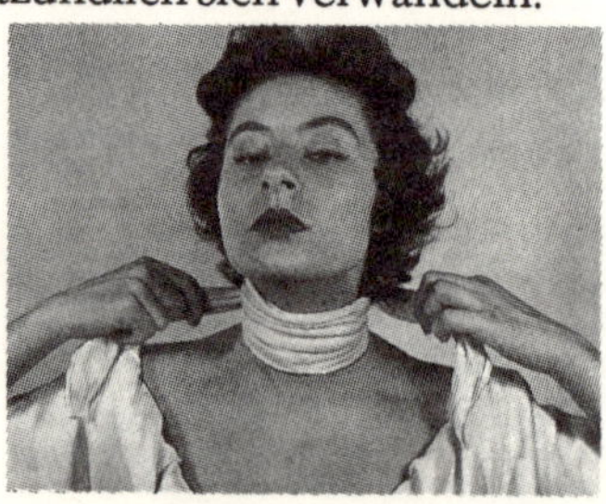

Jetzt hilft einzig noch ein Schal
gegen deine Rachenqual:
leg ihn um, zieh kräftig zu –
mach es platt, dann hast du Ruh'!

Aber wenn die Mikroben auch voller List sind, der Mensch hat mit noch mehr Tücke reagiert und einfach das Impfen erfunden. Dabei bringt man abgeschwächte Erreger in den Körper und hetzt das Immunsystem auf die armen Kerlchen. Das hat mit Fair-play natürlich nichts mehr zu tun: die Mikroben haben keine Chance, und das Immunsystem nimmt sie als Sparringspartner und übt Bazillenvernichten. Geraten dann Erreger aus der freien Wild- in die körpereigene Blutbahn, so stoßen sie auf eine guttrainierte Abwehrtruppe, die ihnen den Garaus macht. Die Methode mag zwar unter sportlichem Aspekt fragwürdig sein, aus menschlicher Sicht ist sie opportun. Aus bakterieller Sicht nicht.

Wer sich nicht beizeiten hatte impfen lassen, war noch bei den alten Rittersleut' rettungslos verloren. Der Ziegenpeter oder das Frieselfieber machten mit ihm, was sie wollten. Erst viel später entdeckte man die Tablette, und es sollte noch länger dauern, bis man feststellte, daß man da auch Penicillin hineintun konnte.

☞ Die Fehlgeburt

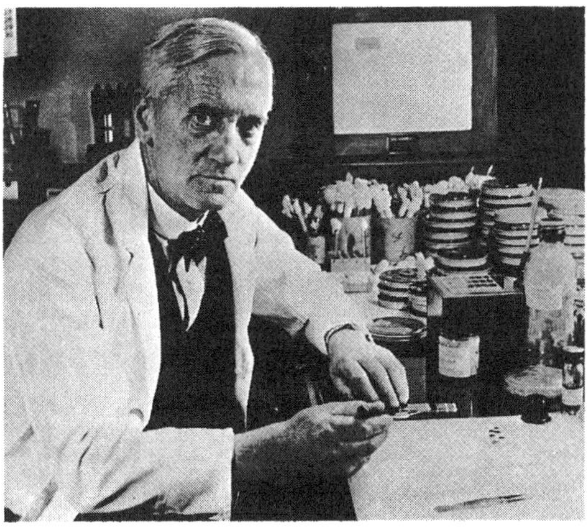

Als die Compact-Disc geboren werden sollte, und das war etwa Anfang der dreißiger Jahre, kam Geburtshelfer Alexander Fleming ganz schön ins Rotieren. Alles hatte er schon ausprobiert – vom gemeinen Wackelpeter bis zum Agar-Agar-Brei –, aber die Pampe wollte einfach nicht fest und kompakt werden. Im Gegenteil: das Zeug in

den Gußformen blieb meist ziemlich wabblig, so daß sogar schon Pilze und Bakterien darauf wucherten. Von der Tonqualität wollen wir mal lieber ganz schweigen ...
Und so wurde schließlich nicht die Compact-Disc geboren, sondern das Penicillin. Naja. Auch nicht schlecht.

Penicillin ist, wie andere Antibiotika auch, in der Lage, die Bakterien zu killen und dabei den Patienten, wenn alles planmäßig läuft, am Leben zu lassen. Das ist schließlich auch Sinn der Sache, denn sonst könnte man ja ebensogut Kloreiniger nehmen. Außerdem muß man wissen, daß Antibiotika nur gegen Bakterien und nicht gegen Viren wirksam sind. Die kann man nur durch längeres Kochen kleinkriegen. Es ist verständlich, daß die meisten Patienten lieber auf diese Prozedur verzichten und stattdessen eine Virusinfektion durchmachen, zumal auch kaum jemand einen genügend großen Kochtopf im Hause hat.

> *Jeder weiß, Penicillin*
> *ist der Star der Medizin:*
> *beinah alles wird kuriert,*
> *wenn man damit therapiert ...*
> *gegen eins nur hilft es nie:*
> *Penicillin-Allergie ...*

Vor allem sollte man sich eines merken:

VOM GALLENSTEIN ZUR KNOBLAUCHZEHE

Nachdem wir unsere Route am kranken Menschen hinunter für eine Weile verlassen hatten, um uns mit Kleinlebewesen wie Kindern und Bakterien zu beschäftigen, stoßen wir jetzt in Höhe der Gürtellinie wieder in den Bauch und wollen uns ein wenig mit der Gesteinskunde befassen.
Der unkundige Laie wird die Vorstellung, daß sich in einem Or-

ganismus Steine befinden könnten, in das Reich der Märchen verweisen, wo Wolfsbäuche mit Wackersteinen gefüllt zu werden pflegen. Daß aber auch im richtigen Leben interne Steine ins Rollen kommen können, hat so mancher am eigenen Leib schmerzhaft erfahren, der unter Gallen-, Nieren- oder Blasensteinen leidet. Edelsteine kommen seltener vor und gelangen nur durch versehentliches Verschlucken in den Bauchraum.

Steine können sich in der Gallenblase, in der Niere oder in der Blase bilden und entstehen durch zu fettes Essen oder zu festes Trinken bzw. zu langsames Urinieren. Dann kristallisiert alles Mögliche aus und setzt sich an den Abflüssen der Organe fest. Die Folgen kann man mit einem Satz beschreiben: es tut mörderisch weh. Als Therapie empfiehlt sich die Steinzertrümmerung durch Ultraschall, und wo dies nicht hilft, die Organzertrümmerung. Zusätzlich sollte man auf die drei wichtigen Ps achten: viel **P**ewegung, viel **P**flüssigkeit, viel **P**inkeln! Mit viel Glück kommt der Stein dann von alleine heraus, und man kann in Ruhe auf den nächsten warten, der sicherlich in einigen Monaten auftritt. Beschleunigt wird der Abgang des Steins durch Springen aus größerer Höhe. Wenn man den vierten Stock wählt, hat man die ultimative Therapie realisiert.

Für die meisten Menschen ist nebensächlich, was im Körper passiert, und sie halten für wichtiger, was hinten rauskommt. Diese Denkweise ist vom kleinsten Fritzchen bis zum größten Kanzler verbreitet, und es herrscht oft Panik, wenn es nur heiße Luft ist oder aber, im Gegensatz dazu, jede Menge Scheiß. Das eine nennt man Obstipation, das andere Durchfall. Erstere, auch Verstopfung genannt, bekommt man mit einem Bierseidel voll Rizinusöl in aller Regel gut in den Griff. Den harten Stuhl kann man auch mit einem Kissen mildern.

Gegen Durchfall hilft ein altes Hausmittel: Kohle. Dabei ist allerdings die Dosierung entscheidend. Damit es überhaupt etwas nützt, muß man schon einen ganzen Darmvoll auf einmal nehmen. Das Ergebnis hat dann das Aussehen und die Konsistenz von Grillkohle.

Man kann es natürlich auch mit chemischen Mitteln versuchen, die aber selten mehr bewirken, als dem Durchfall eine aparte Färbung zu verleihen. Andere Medikamente stoppen das Übel auf der Stelle, weil sie lähmend auf den Darm wirken. Wegen der starken Wirkung kann es allerdings vorkommen, daß man schon die zweite Tablette nicht mehr schlucken kann: die erste hat bereits die Kehle paralysiert.
Die Sanfte Medizin empfiehlt übrigens, der Natur freien Lauf zu lassen und dafür häufiger die Lammwollunterhose zu wechseln.

☞ Spitzenforschung in Rinteln

Was dem einen seine goldene Plombe, ist dem anderen seine eiserne Lunge – die moderne Medizin macht vor keinem Ersatzteil halt. Da gibt es silberne Kniescheiben und Porzellanhüftgelenke, Bleifüße und Kunstkopfstereophonie. Das neueste: ein Plastikherz. Warum sollte da das Klinikum Rechts der Weser in Rinteln zurückstehen? In tagelanger Arbeit entwickelten maßgebliche Chirurgen der stadtbekannten Klinik einen künstlichen Schließmuskel. Oberassistent Dr. Durchfall: »Da kann wenigstens kein Arsch mehr hier auftauchen und sagen, wir täten nichts für ihn!«

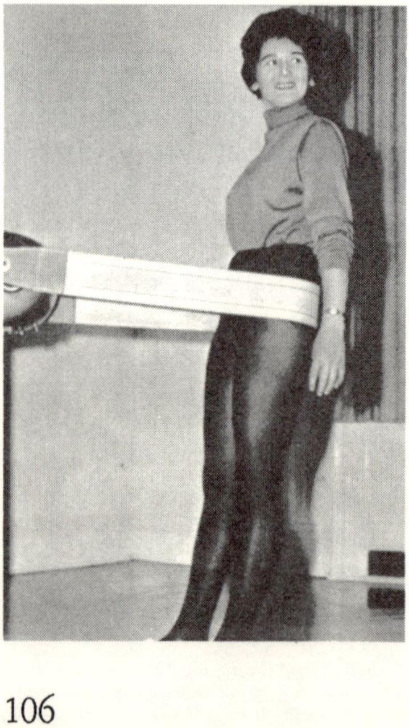

Allerdings steckt das Projekt noch in den Kinderwindeln. Das Antriebsaggregat ist so groß, daß man es im Möbelwagen transportieren muß. Und der Schließmuskel hält zwar dicht, läßt sich aber noch nicht so recht öffnen.
Dr. Durchfall und seine Mannen und

Frauen sind aber überzeugt: in zwanzig Jahren ist das Modell so ausgereift, daß »auch das letzte Arschloch nichts mehr dagegen sagen kann«.

Da wir uns jetzt schon mal im hinteren Bereich des Menschen befinden, können wir gleich auf eine verbreitete Krankheit eingehen, die den aufrechtesten Menschen krumm macht und den flinkesten zur Schnecke. Das Leiden wird durch ein harmonisches Zusammenspiel der Wirbelkörper mit dem Ischias-Nerv verursacht, indem diese ihn geschickt einklemmen, und ist unter dem Namen Hexenschuß bekannt und unbeliebt.

☞ Hexenschuß auf Ischia

Naive Gemüter meinen, der Hexenschuß käme davon, daß ein Weibsbild einem den teuflisch ziehenden Schmerz im verlängerten Rücken angezaubert habe. Der aufgeklärte Mensch nennt dieses Phänomen aber Ischias und weiß, daß der Name von der italienischen Insel Ischia hergeleitet ist, auf der man diese Krankheit von alters her durch Kuren geheilt hat.
Dafür, daß man nach ihr eine richtige große Krankheit benannt hat, ist Ischia eine recht kleine Insel: sie mißt knapp 7 mal 10 km, das heißt, man könnte bestenfalls zehntausend Fußballfelder darauf anlegen. Allerdings würde die Fläche für etwa zehn Millionen Tischtennisplatten reichen. Aber egal, was man auch macht, mindestens die Hälfte der Einwohner würde ständig im Abseits stehen beziehungsweise dauernd die Tischtennisbälle kaputttreten.
Dank eines Tuffsteingebirges liegt ein großer Teil der Insel über dem Meeresspiegel. Hier sei kurz angemerkt, daß »Tuff« heutzutage recht unbekannt ist und wahrscheinlich früher, als Ischia gebaut wurde, sehr in Mode gewesen sein muß. Jedenfalls türmt sich das Zeug bis über 700 Meter hoch und hat innen sogar noch einen eingebauten Vulkan. Der soll das letzte Mal um 1300 ausge-

brochen sein, scheint aber inzwischen wieder dingfest gemacht worden zu sein.
Ischia ist mit Pinien- und Kastanienwäldern bedeckt, und man baut Öl und Wein an. An einigen Stellen gedeihen auch Thermalquellen, die den Ruf der Insel als Mittel gegen Ischias begründet haben.
Das alles weiß der aufgeklärte Mensch.
Wir aber wissen, daß das Ischias nach dem griechischen »ischion« benannt ist, was nichts weiter heißt als Hüfte.

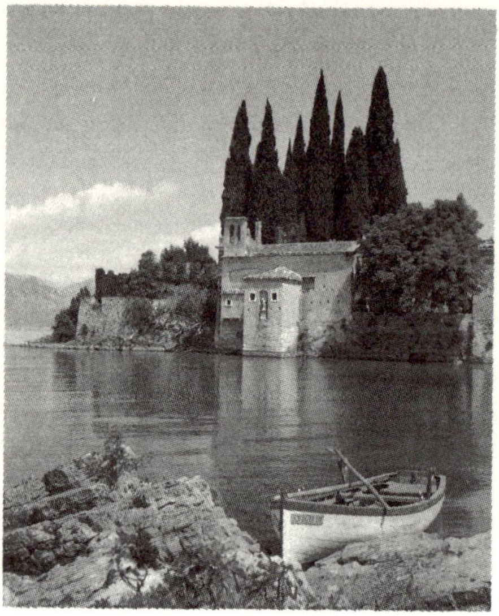

Eine alte Uhrmacherweisheit lautet: Alles, was geht, kann auch kaputtgehen. Das haben, wie schon der große Virchow erkannte, Uhren mit Beinen gemeinsam. Während aber Uhren gemeinhin einfach stehenbleiben, verlieren Beine im Gegensatz dazu ihre Standfestigkeit. In der Regel geschieht das durch einen Bruch, den man in Mediziner- und Schriftsetzerkreisen auch Fraktur nennt.
In den meisten Fällen zieht man sich einen Beinbruch durch einen unglücklichen Sturz zu – glückliche Stürze haben immer nur einen einfachen Fluch zur Folge –, während man äußerst selten mit einem Tablett in den Händen den Lichtschalter im Eßzimmer austreten will, ihn aber verfehlt, mit dem Fuß in der danebenstehenden Vitrine hängenbleibt und diese im Fallen umreißt, wobei sich eine Schranktür öffnet und einem das Tablett ins Gesicht haut. Das ist bislang eigentlich nur Edward C. Prescott aus Luling, Texas, passiert. Und das war genaugenommen auch nur ein Nasenbeinbruch.

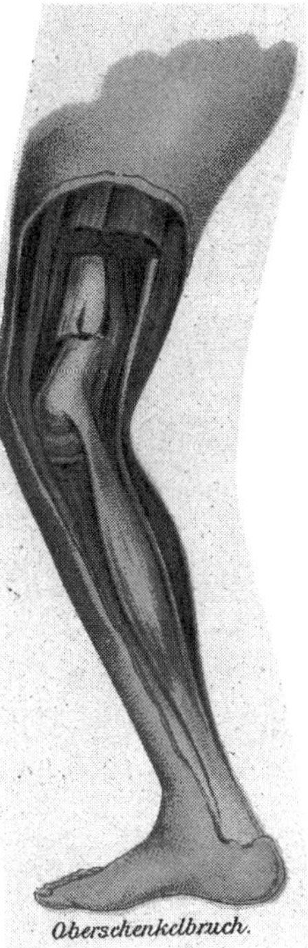

Oberschenkelbruch – allerdings untypisch. In den meisten Fällen bleibt die Haut zu.

Beinbrüche können überall vorkommen: von der Hüfte bis zum Fußgelenk. Man unterscheidet einfache, komplizierte, offene, mehrfache, gleichnamige und ungleichnamige Brüche. Die erste Hilfe besteht darin, den Bruch sofort zu schienen. Man nimmt dazu das nächstbeste, was zur Hand ist: der Maurer wird eine Wasserwaage verwenden, die Köchin einen Kochlöffel, der Maler eine Leiter, der Bundeskanzler einen Referenten und der Förster eine Flinte. Da sind die Eisenbahner natürlich fein raus bei den vielen Schienen.

Die zweite Hilfe sollte im Krankenhaus stattfinden. Dort wird das Bein so gerichtet, daß der Fuß nach unten zeigt, und in einen Gipsverband gesteckt. Dann ist der Patient schon wieder hüpffähig und alles kein Beinbruch mehr.

Der Weg zum Krankenhaus ist mitunter gar nicht so einfach, und so mancher wird dankbar die Hilfe eines vorbeikommenden barmherzigen Krankenwagens annehmen. Daß das nicht immer so war, zeigt ein kurzer Bericht, der auf Unterlagen des Archivs für Krankenwagenforschung beruht:

☞ Der Krankengänger

Heute, im Zeitalter des Überflusses, da wir mit unserem Herzinfarkt im Notarztwagen durch die Gegend kutschiert werden und uns der Rettungshubschrauber zum Zahnarzt bringt, heute mögen wir lächeln über den kleinen Bruder des Krankenwagens, den Krankengänger. Aber vor neunzig Jahren zwang die schiere Not das Rote Kreuz zum Einsatz dieser wackeren Männer.

Es war ein schlechtes Krankenwagenjahr gewesen und überall herrschte ein unbeschreiblicher Mangel an Ambulanzwagen und – infolge der fortgeschrittenen Industrialisierung – an arbeitsfreudigen Ambulanzwagengäulen. Andererseits war gerade das 20. Jahrhundert hereingebrochen mit seinen vielen Zivilisationskrankheiten. Also erfand man den Krankengänger und rüstete ihn mit einer tragbaren Trage, einer Mullbinde mit Henkel und einer Notfalltasche aus, in der die eiserne Lunge, die eiserne Leber und die eiserne Konstitution verstaut waren. Das Tatütata wurde noch richtig von Mund gemacht.

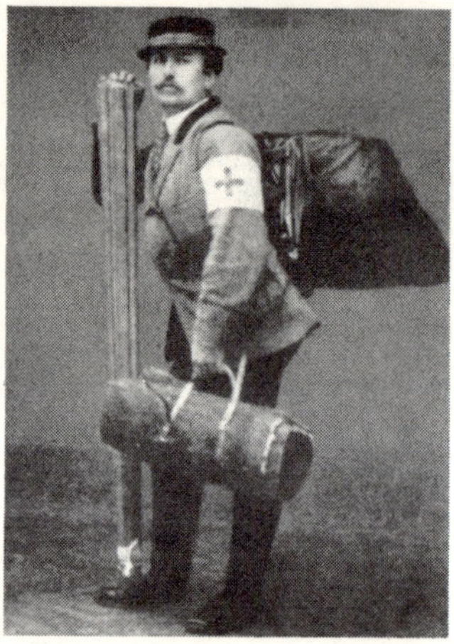

Das Leben eines Krankengängers war hart, besonders wenn er kein Blut sehen konnte. Bei Wind und Wetter, bei Tag und Nacht war er unterwegs, um hier eine Blutung zu stoppen, da ein Ödem abzupumpen und dort einen Pickel auszudrücken. Erst die Erfindung des fahrbaren Verbandkastens und des sterilen Straßenpflasters machte ihm seine Arbeit dann etwas leichter.

Aber mit ihm tauschen möchte ich trotzdem nicht. Dann schon eher mit einem modernen Notarztwagen.

»Was ein rechtes Bein ist, das sollte nicht zu offen sein!« wußte schon der große Virchow. Aus heutiger Sicht muß man hinzufügen: auch das linke nicht. Denn ein offenes Bein bietet nicht nur einen unschönen Anblick, sondern es bildet ein nicht vorgesehenes Loch im Körper, durch das dieser lebenswichtige Stoffe wie Blut, Vitamine oder Eiter verliert. Und weh tut's natürlich auch.

Bei genauer Betrachtung hat das Bein einiges mit einer Luftmatratze gemeinsam: beide gehen leichter auf als wieder zu. Andererseits ist eine Luftmatratze doch wesentlich breiter und weicher als ein

Bein, und bei einem offenen Bein hilft kein Stöpsel. Es kann also sein, daß der Vergleich etwas hinkt. Das machen übrigens auch die Patienten mit einem offenen Bein. Insofern kann man sie daher mit einem schlechten Vergleich vergleichen.
Es wurde eben schon angedeutet, wie man ein offenes Bein wieder zukriegt: schwer. Im Augenblick sind zwar etwa 325 verschiedene Heilsalben auf dem Markt, aber helfen tut mit etwas Glück höchstens eine. Und um die herauszufinden, die bei ihm wirkt, braucht der Patient Jahrzehnte. Die Schnellmethode, nämlich alle 325 auf einmal aufzutragen, ist auch nicht sonderlich praktikabel. Oftmals hilft nur noch eine Amalgamfüllung oder gar eine Beintransplantation.

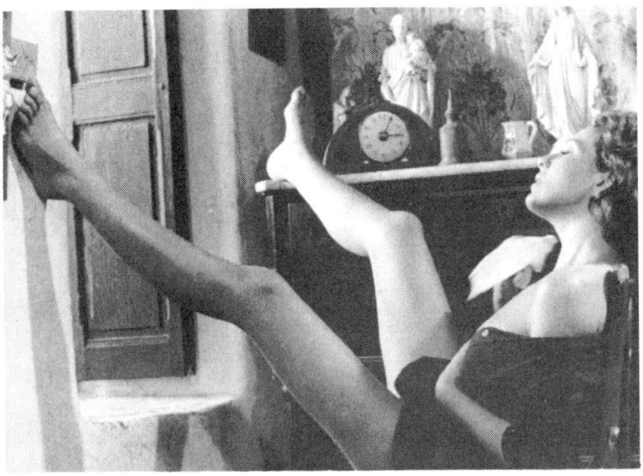
Der Tip bei offenen Beinen: Licht und Luft und Sonnenschein.

Bevor man es allerdings so weit kommen läßt, sollte man ein altes Hausmittel probieren: das offene Bein bei schönem Wetter möglichst oft nach draußen lassen. Oder wie es der alte Sanitätsrat Pestalozzi formulierte: »Licht und Luft und Sonnenschein, laßt zum offnen Bein herein!« Das wirkt manchmal Wunder.
In der heutigen Zivilisation ist der Normalfuß eine seltene Angelegenheit. Beinahe jeder Mensch weist eine Deformation am Fuß auf, sei es nun ein Spreiz-, Platt- oder Senkfuß. Ebenso häufig sind Kombinationen wie Senk-Spreizfuß oder Platt-Senkfuß bezie-

hungsweise Spreiz-Plattfuß, und einige Menschen leiden sogar unter der Trias Senk-Spreiz-Plattfuß oder Senk-Spreit-Platzfuß oder Satz-Spreng-Pleitfuß. Da liegt der Gedanke nahe, daß alle medizinische Theorie falsch ist und tatsächlich der Normalfuß eine Deformation darstellt.

Wo der Mensch unten zuende ist, läuft er bekanntlich in mehrere Zehen aus, und wer in den letzten Kapiteln die vielfältigen Gebrechen des menschlichen Körpers kennengelernt hat, der wird sich kaum wundern, daß sie ihn auch bis in die Zehenspitzen verfolgen. Es wäre im Gegenteil eher merkwürdig, wenn ausgerechnet da unten immer alles kerngesund sein sollte, schließlich sitzen die Zehen an exponierter Stelle und bilden sozusagen das Südkap des Körpers.

Ein verbreitetes Übel ist das Hühnerauge, das natürlich nichts mit einem Auge zu tun hat, sondern nach den Druckstellen benannt ist, die das liebe Federvieh am Kopf hat. Dagegen hilft nur eines: die Radikalentfernung durch Weghobeln mit einem Hühneraugenplaster oder das Bepinseln mit einer Pediküre.

Die brennende Frage
Wie löst man eigentlich einen Wadenkrampf?

Antwort: Eine sichere Methode ist, sich still hinzusetzen und langsam bis tausend zu zählen. Dabei prüft man nach jeder Zahl eingehend, ob sich die Wade inzwischen entspannt hat. Weil dieses Vorgehen recht langwierig ist, schwören manche auf die Fähigkeiten der Chiropraktiker. Diese lösen mit einem kurzen, aber energischen Griff den Krampf im Muskel und, wenn man Pech hat, den Muskel vom Knochen. Die Dauer dieser Methode ist davon abhängig, wie schnell man einen Chiropraktiker findet

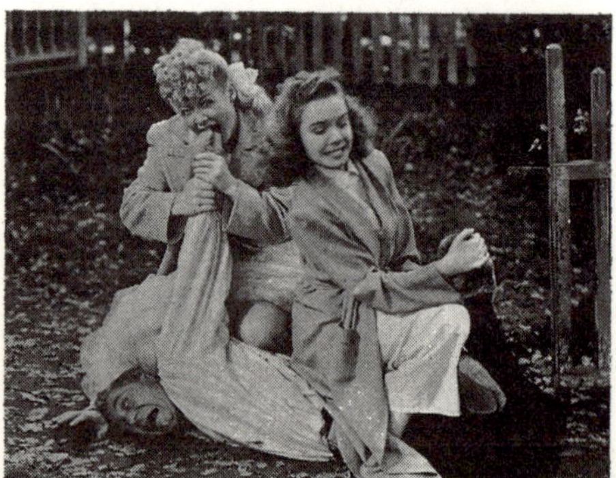

Eine Hammerzehe sollte man nicht weiter tragisch nehmen, im Gegenteil, oft kann sie sich als ganz nützlich herausstellen, zumal man ja auch Nägel immer dabei hat. Größere Probleme bereitet dagegen die Knoblauchzehe, die sich vor allem durch ihren eigentümlichen Geruch bemerkbar macht. Allerdings rechnet man sie, die in mediterranen Ländern weit verbreitet ist und allgemein toleriert wird, auch bei uns zunehmend nicht mehr zu den Krankheiten, sondern stuft sie schlimmstenfalls als Befindlichkeitsstörung ein. Man sollte sich jedoch immer an die Faustregel halten: eine Knoblauchzehe genügt.

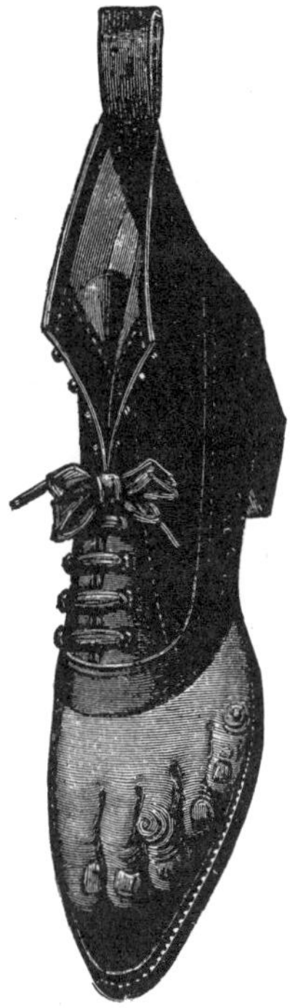

Nachdem wir nun den menschlichen Körper und alle seine Gebrechen gründlich kennengelernt haben, mag der eine oder andere Leser denken, jetzt sei er gegen sämtliche Übel gewappnet, und nun sollten sie mal kommen, die Krankheiten, er werde sie schon mit Diagnose und Therapie in die Flucht schlagen! Wir können nur nachdrücklich vor solch einer Überheblichkeit warnen, zeigt doch allein schon die explosionsartige Verbreitung der Trichomonaden – der Geißeltierchen Gottes –, wie schnell der Mensch in das Bermuda-Dreieck zwischen Diagnose, Therapie und Praxis fallen kann.
Letztlich ist die Medizin für die Mediziner gemacht, und oft genug nicht einmal für die!

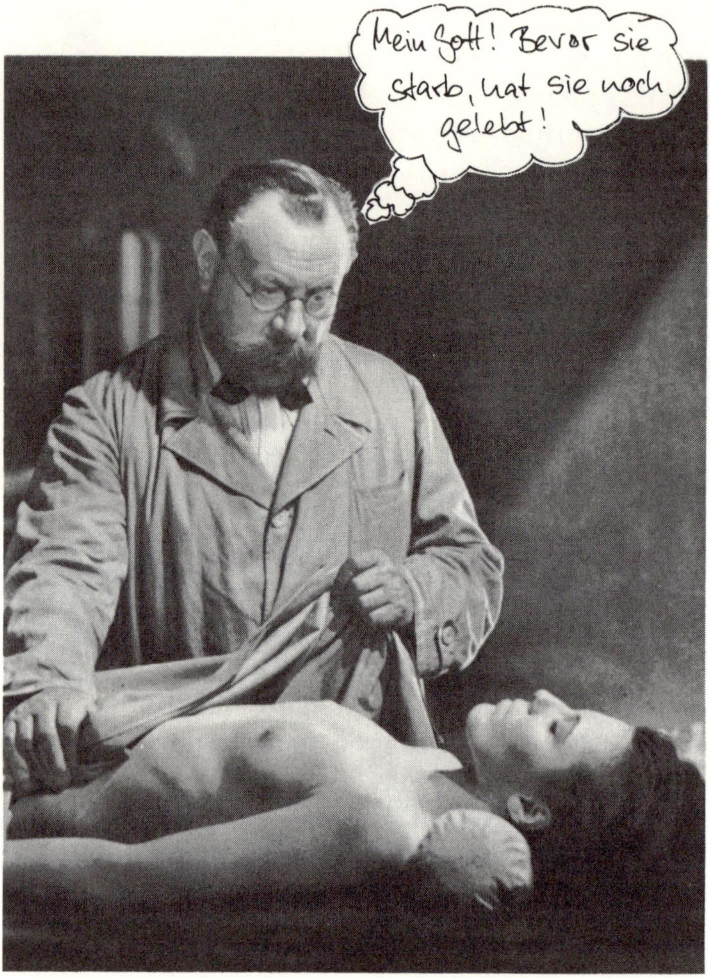

Ein Arzt am Ende seiner Kunst

AUSWURF

Der aufmerksame Leser wird sicherlich gemerkt haben, daß einige Punkte – wir nennen nur die Nierenbeckenentzündung, das Lymphosarkom, das Karbunkel, Aids, die Alopezia areata, den Diabetes mellitus, den Diabetes insipidus, die Schramme, das Lambert-Eaton-Rooke-Syndrom und die Schleimbeutelentzündung – in diesem Handbuch keine Erwähnung fanden. Das liegt zum einen daran, daß wir uns aus Platzgründen auf das Wesentliche beschränken mußten. Zum anderen hatten wir manchmal auch schlichtweg keine Lust. Für Interessierte, die ihr Wissen vertiefen wollen, können wir aber gerne die wichtigste weiterführende Literatur angeben:

1) S.C.Cohen, T.A. Knoflich: Some Aspects on the Bladder Disorders while Sitting and Writing Books, Pergamon Press, Oxford 1991

2) Dr. Hombach gibt Rat, in: Praline Nr. 6, 1993, S. 24

3) Meyers großes Taschenlexikon, Band 8 (Gesundheit) – 12 (Krankheit), Bibliographisches Institut, Mannheim, Wien, Zürich 1981

REGISTER

Geistesblitze

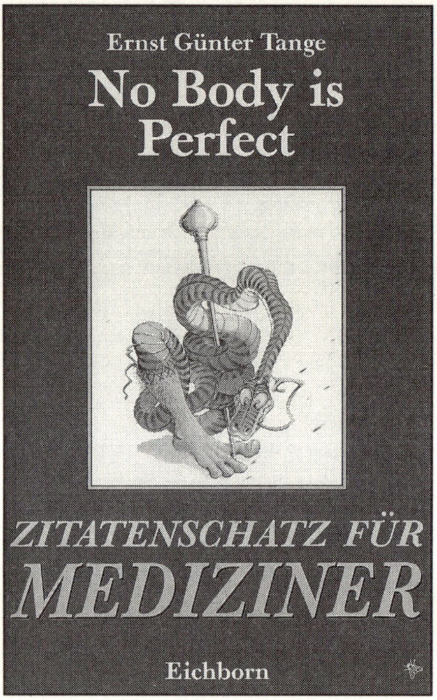

Ernst Günter Tange, No Body is Perfect. Zitatenschatz für Mediziner. ISBN 3-8218-1362-8 12,80 DM

»Die meisten Kranken gehen zum Arzt, nur die Erkälteten gehen ins Theater.« Heinz Drache

»Wenn man über 50 ist und morgens aufwacht und es tut nichts weh, dann ist man tot.« Jürgen von Manger

Ernst Günter Tange fahndet nicht nur in der klassischen Literatur, wie das die meisten Zitatensammler tun; seine Jagd richtet sich vor allem auch auf neue Geistesblitze aus berufenem Munde. Und das macht den Esprit, die Treffsicherheit und das Unverwechselbare an ihm aus.

KAISERSTRASSE 66
D-60329 FRANKFURT AM MAIN

EICHBORN.

TELEFON (0 69) 25 60 03-0
FAX (0 69) 25 60 03-30